Curar y cocinar con Aloe vera

Grupo ROBIN BOOK
Barcelona - México
Buenos Aires

Petra Hirscher

Curar y cocinar con Aloe vera

Traducido por Isabel Hernández Argilès

alternativas

ROBIN BOOK

Si usted desea que le mantengamos informado de
nuestras publicaciones, sólo tiene que remitirnos su
nombre y dirección, indicando qué temas le interesan,
y gustosamente complaceremos su petición.

Ediciones Robinbook
información bibliográfica
C/. Indústria 11 (Pol. Ind. Buvisa)
08329 – Teià (Barcelona)
e-mail: info@robinbook.com

www.robinbook.com

Título original: *Heilen und Kochen mit Aloe vera*

Diseño cubierta: Regina Richling
Coordinación y compaginación: MC producció editorial
ISBN: 978-84-7927-924-0
Depósito legal: B-5.061-2008
Impreso por Limpergraf, Mogoda, 29-31 (Can Salvatella),
08210 Barberà del Vallès.

Impreso en España - *Printed in Spain*

Prólogo. Aloe vera, la planta medicinal por excelencia

Detenerse en el estudio la planta de aloe es volver la vista hacia el pasado. Los mayas la denominaban «fuente de juventud». Los egipcios, «planta de la inmortalidad». En México todavía hoy se la conoce con el nombre de «Sábila»: «la sabia». Durante siglos, sus propiedades terapéuticas han despertado la fascinación y veneración de las distintas civilizaciones.

Tener una planta de Aloe vera en casa es tener un trozo de porvenir en la repisa, puesto que sus múltiples agentes activos tienen la facultad de conservarnos jóvenes y vitales. A primera vista, no es una planta muy espectacular. Sus hojas verde-grisáceas, carnosas y robustas, causan una impresión de frialdad y distanciamiento. La suya es una belleza austera que guarda celosamente sus tesoros.

El Aloe vera es una planta medicinal de larga y probada eficacia. En la actualidad, ninguna otra planta curativa despierta tanto interés. Ya sea en forma de extracto o de jugo, el Aloe vera se utiliza por sus propiedades beneficiosas para la salud, el bienestar y la belleza. ¿Cómo se explica el auge de popularidad que ha experimentado esta planta? ¿Son sus múltiples aplicaciones una estrategia de marketing o se trata de una verdadera medicina natural? En estas páginas nos sumergiremos en su estudio y descubriremos la verdadera planta del Aloe vera: su historia desde las civilizaciones antiguas hasta nuestros días; su cultivo (dónde crece, sus cuidados); y sus aplicaciones (en virtud de las cuales cura y embellece). Con este objeto, este libro proporciona una serie de propuestas prácticas de aplicaciones curativas y la elaboración de sencillas, pero eficaces recetas de belleza. Los que deseen experimentar en la cocina con Aloe vera también encontrarán recetas con las que disfrutar cocinando. Déjese sorprender por el Aloe vera.

Belleza exótica con historia

La historia demuestra que Nefertiti y Cleopatra utilizaban extracto de Aloe vera para el cuidado de la piel. Los sumerios la empleaban por sus propiedades curativas, y los chinos también la consideraban una medicina curativa. Alejandro Magno trataba las heridas de sus soldados con el jugo de sus hojas. El médico griego Dioscórides describía las propiedades curativas del Aloe vera en un libro sobre las plantas medicinales del mundo. Los mayas también conocían muy bien esta planta. La planta de Aloe vera no llegó a Europa hasta el siglo XVII. A partir de entonces los marineros siempre llevaban plantas de Aloe vera en sus viajes, a las que consideraba verdaderos «médicos en macetas», y con las que trataban sus heridas. La naturaleza de las 300 especies de Aloe vera que se encuentran en el mundo todavía no ha sido completamente estudiada. Una gran variedad de especies pertenecen a la familia de la planta de Aloe vera, cuya composición química completa todavía se desconoce. Por lo que respecta a las enfermedades de la historia de la humanidad más reciente, no podemos recurrir a la experiencia y el saber de siglos pasados. El *Aloe barbadensis*

Miller, nombre científico del Aloe vera, es, según los conocimientos actuales, la variedad de aloe más beneficiosa, y se utiliza con fines cosméticos y curativos. A pesar de que las investigaciones más recientes han desvelado muchos de sus secretos, además de sacar a la luz unos 250 de sus agentes activos, debemos estar atentos a lo que la planta de aloe nos depara en el futuro, ya que seguro nos reserva alguna grata sorpresa.

El nombre de la planta habla por sí misma: «aloe» es la adaptación latina del árabe «alloeh», del sirio «alwai» o del hebreo «halal», que significa «sustancia amarga y brillante». Con esta palabra se hace referencia al descubrimiento del jugo que reside en la pulpa de la planta, bajo la fuerte piel de su hoja.

Un singular regalo de la naturaleza

El Aloe vera sobrevive en las condiciones más duras. Sus hojas carnosas almacenan el agua, de modo que puede sobrevivir sin ella durante varios meses. Es una planta robusta y resistente, aunque no insensible. Quien la sepa tratar bien, recogerá sus frutos. Su aspecto exterior proporciona información acerca de su modo de operar. Las prolongaciones espinosas de sus hojas nos alertan de su carácter defensivo. Un corte en su hoja se cerraría enseguida, claro indicador de su eficacia en la curación de heridas. En arañazos, cortes o pequeñas quemaduras, el Aloe vera repara el tejido humano con una rapidez asombrosa.

Los múltiples beneficios del aloe para la salud y la belleza

La palabra «aloe» describe el carácter de la planta y su forma de actuar. Se trata de la adaptación latina de la palabra árabe «alloeh», que significa «sustancia amarga y brillante». Todavía hoy se utiliza el jugo o la masa del gel de sus hojas, aunque siempre sin la piel. Éste actúa favoreciendo y estimulando la circulación sanguínea de los vasos. De este modo el Aloe vera nos conserva jóvenes, proporcionando a nuestro cuerpo las sustancias nutritivas necesarias. Quien quiera fortalecer su sistema inmunológico, sólo debe tomar de tres a cuatro cucharadas de jugo de Aloe vera al día. El que padezca dolores, deberá hacer gárgaras con el mismo. En su aplicación externa, el aloe calma y regenera. Es por ello que muchos hombres lo utilizan después del afeitado.

Hace miles de años que recurrimos a los remedios que nos proporciona la naturaleza para tratar las dolencias físicas y mantenernos jóvenes. El Aloe vera es una de las plantas medicinales más antiguas.

El secreto de su éxito

¿Cuántos rasguños en las rodillas de los niños se habrán curado con jugo de Aloe vera? ¿Qué hace del Aloe vera un remedio tan eficaz? El secreto de su fuerza radica en la armoniosa sinergia con la que actúan sus múltiples agentes activos, entre los que se encuentran antraquinonas, sales minerales y oligoelementos, vitaminas, enzimas, aminoácidos y otras sustancias vegetales. La sustancia más representativa del Aloe vera es una molécula de azúcar de cadena lineal llamada aloverosa que posee propiedades inmunoestimulantes. Por otro lado, el Aloe vera debe su efecto calmante al ácido salicílico, uno de los principios activos de la corteza de sauce y la aspirina.

Hoy día se han recuperado estos antiguos remedios naturales y se han desarrollado nuevos métodos tanto en lo referente a su cultivo como su aplicación. Se puede disfrutar del Aloe vera en forma de bebida refrescante o emplearse en combinación con otros elementos químicos como cosmético para la limpieza y revitalización de la piel. En caso de querer someterse a un tratamiento con Aloe vera, se debe estar dispuesto a hacerlo durante un periodo de tiempo largo y, en caso de padecer dolores crónicos, consultar la dosis con su médico de cabecera.

Este libro pretende servir de inspiración y despertar la curiosidad de sus lectores. Deje que el Aloe vera se introduzca en su vida: ya sea como planta ornamental o remedio tradicional. Introduzca una o dos plantas de aloe en su casa y cultívelas en la repisa de una ventana o en el balcón. La planta de Aloe vera es –a su manera– bella y embellecedora. No podemos prometer maravillas, pero sí efectos sorprendentes. Es la planta medicinal por excelencia.

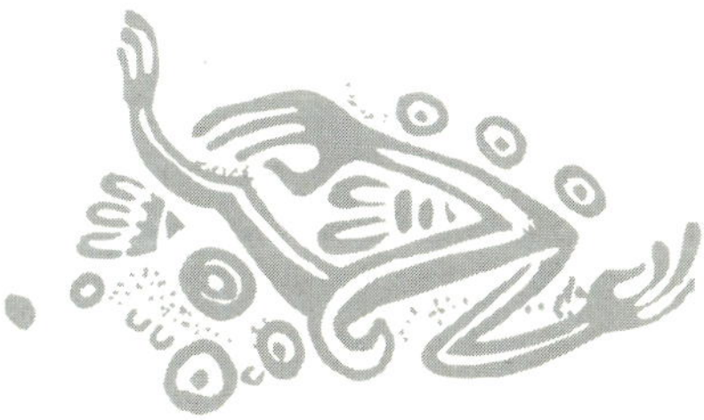

La planta medicinal de las antiguas civilizaciones

Una vieja conocida de la humanidad desde tiempos inmemoriales

El Aloe vera es uno de los remedios naturales más antiguos del mundo. Su potencial curativo es asombroso; es eficaz por vía interna y reparador por vía externa. Sus componentes son sencillos y fáciles de conseguir. De ellos han sabido sacar provecho durante siglos diferentes pueblos y culturas; desde los mayas hasta nuestros días. Sigan el curso del Aloe vera a través de la historia.

La medicina de los mayas

En las profundidades de las junglas de México y Guatemala, y en la península de Yucatán, se encuentran los templos monumentales y las legendarias pirámides de los mayas, los cuales todavía se levantan sobre las selvas vírgenes de América Central. Sobre el origen de la cultura maya sólo existen especulaciones, puesto que los hallazgos arqueológicos han dado lugar a distintas hipótesis. El pueblo maya habitaba las llanuras de la Península de Yucatán, la región montañosa de Chiapas y de la actual Guatemala y Honduras, y vivían principalmente en ciudades-república. Su asombrosa creatividad no sólo se hace evidente en sus extraordinarios templos, pirámides, observatorios, avanzados sistemas de riego y palacios. Los mayas poseían una escritura jeroglífica compleja, el calendario más exacto del mundo y un sistema aritmético propio. Sus eruditos eran excelentes arquitectos, célebres astrónomos y grandes médicos. Esto se deduce de los escritos que se encontraron en la península de Yucatán después de la conquista de los españoles. En la cultura maya, la medicina ocupaba un lugar muy importante.

En su apogeo, esta comunidad de pueblos constituía una civilización muy desarrollada de hábiles granjeros, expertos ceramistas y tejedores. Mucho antes de que los conquistadores españoles llegaran a México, la sociedad maya entró en declive de un modo harto misterioso. ¿Cómo pudo semejante cultura, que alimentó a millones de personas durante tanto tiempo, reducirse a la nada? Se ha discutido durante siglos acerca de las posibles causas, considerándose entre ellas los cambios climáticos, el agotamiento del suelo, el malestar social o la guerra civil. Sólo en los últimos 150 años, arqueólogos de todo el mundo han redescubierto las obras públicas de los mayas y las han rescatado del olvido. Su legado perdura de forma espectacular en lugares tan célebres como Bonampak, Chichén Itzá, Copán, Palenque, Tikal, Tulum y Uxmal, y en la memoria de los siete millones de herederos de esta civilización antigua.

Según la medicina maya, las personas forman parte de la naturaleza y se consideran parte integrante del cuerpo, el espíritu y el alma. No cabe duda de que los descendientes de los mayas continúan utilizando las antiguas y acreditadas plantas medicinales de la selva como remedio efectivo.

Una medicina antiquísima

Los descendientes de los mayas practican la medicina tradicional de acuerdo a la concepción de la salud que han heredado. Para la cultura maya, la salud no es la ausencia de enfermedad; sino la armonía entre el individuo y los miembros de su familia, su comunidad, la naturaleza y los espíritus de sus antepasados. Si se sabe encontrar este equilibrio, se conserva la salud física, mental y social. De igual modo, la falta de equilibrio conduce a la enfermedad. La enfermedad no se entiende como algo malo en sí mismo. Se considera más bien una advertencia de que algo no funciona en nuestras relaciones con los demás. La salud de una persona se mide también por la relación que tiene consigo mismo, como por ejemplo, el modo en que uno se cuida. Si alguien, por ejemplo, tiene un carácter rebelde, se le considera un enfermo, puesto que ha perdido el equilibrio con el cosmos. De acuerdo a la concepción global de los mayas, todos los elementos son susceptibles de provocar enfermedades. Ello incluye el cuerpo y el alma. Es por ello que, en esta cultura, no sólo se trata de curar las enfermedades lo más rápido posible. Todavía hoy, para los descendientes de los mayas, la salud espiritual y física se hallan estrechamente ligadas. Sin salud espiritual no hay salud corporal.

Remedios y métodos curativos

¿Podemos afirmar que los conocimientos científicos de los antiguos sacerdotes-médicos mayas ha sobrevivido a través de los siglos en los huertos de su actuales descendientes? Si bien en la actualidad los fármacos químicos están disponibles en todo México, resultan demasiado costosos para los nativos. Es por ello que, para tratar dolencias de todo tipo, se suele recurrir a curandero. En las ciudades, recurrir a un curandero es un hecho obsoleto; por ello, la medicina tradicional se practica sobre todo en las zonas rurales. Esto también tiene una explicación geográfica: como muchos antiguos poblados mayas tan sólo estaban conectados con el mundo exterior por senderos, es en ellos donde los antigua medicina curativa se ha conservado por transmisión oral.

El que tiene problemas de salud, ya sean crónicos o agudos, acude al curandero del pueblo o chamán; también conocido como *llol,* en lengua indígena. En la cultura maya, el *llol* es considerado un líder espiritual y curandero. Él se encarga de dirigir las ceremonias religiosas y de la sanación de cuerpos y almas. Este curandero naturista se encuentra facultado, sin haber recibido ninguna formación profesional, para diagnosticar y tratar enfermedades. La medicina moderna no puede invalidar su conocimiento, y, como en la antigüedad, muchos indios confían tanto en el poder de las antiguas plantas curativas como en la experiencia de sus médicos naturistas.

¿Cómo utilizaban las plantas medicinales los mayas? Ésta es una de las múltiples preguntas que se hacen los estudiosos de este pueblo. Al parecer, los mayas siempre fueron grandes médicos, puesto que sus escritos antiguos tratan principalmente estos asuntos.

Las causas por las que se recurre a un curandero no sólo son de carácter físico, también pueden ser psíquicas. Entre las más corrientes se encuentran, por ejemplo: el temor a perder la propia alma; a ser objeto de un maleficio; a la posesión del cuerpo por parte de un «espíritu maligno» o la cura de un «mal de ojo». Estos estados que, de acuerdo a las creencias de los indígenas, son debidos a la ira de los dioses, destruyen el equilibrio entre el cuerpo y el alma y provocan enfermedades físicas.

Hasta el día de hoy, los curanderos tradicionales han puesto en práctica varios métodos terapéuticos. Algunos se especializan en un área terapéutica específica. Otros acompañan el uso de plantas con conjuros mágicos o utilizan las huertas de sus jardines como cómodas farmacias. Recurren a la fitoterapia, diagnósticos del pulso, oraciones, rituales de purificación espiritual o los denominados «temazcales», baños de vapor en el interior de una caseta, donde se llevan a cabo una serie de rituales primitivos. En la ciudad maya de Palenque se descubrió una de estas casetas de vapor en los baños de la reina. Sobre estas saunas, propias de países tropicales, se ha especulado mucho. Lo más probable es que sirvieran para realizar ceremonias rituales en ellas, aunque no se descarta su uso con fines médicos. ¿Podría ayudar el baño de vapor en el tratamiento de enfermedades de la piel? ¿Podrían curarse enfermedades como la sífilis sometiendo nuestro cuerpo a altas temperaturas?

La farmacia verde

En la zona arqueológica de Palenque se encuentra uno de los vestigios maya más célebres y mágicos de México; una antigua ciudad maya en el norte del estado de Chiapas, cerca del río Usumacinta. Existen pruebas que demuestran que esta zona ya estaba poblada en el siglo IV a. C. No muy lejos de los antiguos palacios, los investigadores no han cesado de encontrar plantas medicinales. Los mayas contaban con una experiencia milenaria en el uso de hierbas y medicamentos de la que supieron beneficiarse. Sin la ayuda de alta tecnología y desde hacía siglos, los mayas conocían el extraordinario poder curativo de muchas plantas y supieron apreciar el oro verde de las selvas. Todavía hoy sus descendientes utilizan las plantas medicinales de la selva como medicina efectiva. En la medicina popular mexicana existen al menos cinco mil plantas que tienen propiedades curativas. Sin embargo, se han llevado a cabo exploraciones científicas exhaustivas en un número reducido de territorios de la antigua cultura maya. Aunque en este punto debe ser tomada en consideración la concepción que tienen los mayas sobre la medicina: muchas plantas medicinales, cuya existencia la mayoría de médicos actuales desconoce, ayudan a combatir múltiples afecciones. Resulta lógico, entonces, que los indígenas utilizaran las plantas de la selva, su farmacia verde, para combatir enfermedades. Actualmente, en México se tiene conocimiento de la existencia de 30.000 especies distintas de plantas medicinales, muchas más que en Europa. Y, además, no dejan de descubrirse especies nuevas.

En muchas aldeas mayas se ha conservado el conocimiento de las propiedades curativas del Aloe vera por transmisión oral. Éste se transmite de padres a sus hijos.

La humanidad en el punto de mira

¿De qué recursos disponían los mayas? ¿De qué modo combatían las enfermedades que padecían? ¿Disponían de equipamientos sanitarios? La medicina maya consideraba a las personas parte de la naturaleza. A menudo, las plantas medicinales no sólo crecen cerca de las ruinas, sino también en las inmediaciones de los poblados maya: cola de caballo, Aloe vera, bejuco de hombre *(Heteropsis oblongifolia),* epazote *(Chenopodium ambrosioides),* kava-kava *(Piper methysticum)*, raíz de col de mofeta *(Symplocarpus foetidus)*, raíz de ñame *(Dioscorea villosa)* o yerba de limón *(Cymbopogon citratus)* son sólo algunas de las plantas medicinales más corrientes en la farmacia verde de los mayas. Tradicionalmente, para la diarrea y la gastritis, todavía hoy se usan los frutos de la Guazuma ulmifolia o guásima de caballo. Los investigadores tienen las sospecha de que esta planta medicinal también podría haber sido utilizada por los mayas. En algunas ruinas de edificios, en peldaños llenos de maleza, también se ha encontrado la planta de la Dorstenia contrajerva o contrahierba. Esta planta no sólo se ha investigado por sus agentes activos, sino también por sus efectos en la mordedura de serpientes. El árbol de palo mulato *(Bursera simaruba)* también ha sido utilizado por los curanderos por su alto contenido en aceites esenciales. De su corteza aromática se extrae una sustancia muy efectiva con los problemas de hígado. En forma de infusión, se utiliza también como remedio contra la fiebre y la tos. En su aplicación tradicional, los nativos abrazaban el árbol para que éste les refrescara.

Los huertos de los poblados maya más aislados constituyen los más ricos. Cactos cardenales o *Pedilanthus tithymaloides,* también denominada la «espina dorsal de los dioses» o «cacto de la zapatilla», es venenosa, pero se utiliza para el dolor de cabeza. Otras plantas tienen propiedades anticancerígenas. Sin embargo, hay pocos casos en los que los efectos de estas plantas hayan sido científicamente comprobados. Aunque también debemos advertir de los efectos de algunas plantas curativas, las cuales, dependiendo de la dosis, pueden llegar a tener efectos mortales.

El aloe en la medicina maya

¿Cómo podemos saber hoy día el modo en que los mayas utilizaban el aloe? En la época colonial, los españoles expulsaron a los descendientes de los nobles y los médicos de las ciudades. Si existía alguna constancia escrita de ello, hubo de ser víctima de la quema de libros protagonizada por Diego de Landa (1524-1579), que supuso la destrucción de casi la totalidad de documentos de papel amate de los mayas. A pesar de que, debido al clima húmedo y caluroso, los documentos escritos solían conservarse mal, los descendientes transmitieron oralmente sus conocimientos de generación en generación.

En 1893 se publicó un compendio etnológico llamado *La medicina de los pueblos primitivos.* El autor de esta obra era Max Bartels (1843-1904), quien hace en ella por primera vez un análisis sistemático de las fuentes de la medicina de los indígenas americanos. Con el objetivo de hacer una presentación del concepto, conocimientos y diagnosis médica de los pueblos indígenas, Bartel dedica quince capítulos del libro a analizar su demonología, el contexto, los tratamientos homeopáticos, las bebidas medicamentosas, tratamientos hidroterápicos, las comidas que prohibía su religión, los sistemas de limpieza, además de sus fiestas y sus bailes. En este compendio descubrimos que los indios mayas utilizaban el aloe para tratar distintas enfermedades.

Los mayas actuales recurren en busca de información a sus valores primitivos. Para ello, existe una multitud de experiencias y prácticas tradicionales. En éstas se ha interesado el mundo moderno, consciente del enorme potencial de conocimiento sobre los agentes activos de las plantas. ¡Algo extremadamente interesante para la medicina de alta tecnología actual!

En él se habla del aloe como remedio contra quemaduras, infecciones de hígado y riñón, e inflamación de próstata, además de ser considerado un efectivo repelente de insectos. Se untaban la totalidad del cuerpo con Aloe vera diluido en agua para proteger su piel de las picaduras de insectos en sus fatigosas travesías por las selvas tropicales. Los indios también apreciaban sus propiedades antienvejecimiento. Es por ello que los mayas bautizaron al jugo de esta planta con el nombre de «fuente de la juventud». Dicc la leyenda que una fuente brotó entre unas plantas de Aloe vera, y que aquel que se bañaba en sus aguas salía más fuerte y joven. Actualmente se cree que aquello que los mayas consideraban como mágico en relación al aloe, es el principal responsable del efecto terapéutico del Aloe vera: la aloverosa, la principal sustancia activa del aloe. Su fórmula molecular es poco habitual y sólo está presente en el *Aloe vera barbadensis Miller.*

Estudios actuales demuestran que la medicina terapéutica maya tiene resultados comprobables. Aunque la mayor parte de tesoros de la desconocida medicina maya aún están por descubrir.

El aloe en las primeras civilizaciones avanzadas

Los mayas no eran los únicos que conocían el poder curativo del aloe. Los primeros descubrimientos en cuanto a las propiedades curativas del aloe se refiere, se remontan a los sumerios. Hace 4.000 años, los sumerios consideraban el Aloe vera la planta curativa más importante, sobre todo como laxante. Relacionaban el uso medicinal del aloe con sus creencias religiosas y lo consideraban un regalo de los dioses.

En el antiguo Egipto decoraban la puerta de entrada de sus casas con una hoja de aloe, que colgaban por la raíz. También se solía ofrecer como regalo de boda o de inauguración de un negocio. Los sacerdotes de los faraones la consideraban «la sangre de los dioses» y simbolizaba la renovación de la vida y de la inmortalidad. Utilizaban la «planta de la inmortalidad» junto con el perifollo *(Anthriscus cerefolium)* para embalsamar a los muertos y como objeto funerario. Aquel que utilizaba aloe, aspiraba a la belleza. Cleopatra VII, la Grande (69-30 a. C.) y Nefertiti (s. XIV a. C.) utilizaban su jugo para el cuidado de la piel. Al parecer, Cleopatra también utilizaba polvos de Aloe vera para hacer brillar sus ojos. La primera vez que se menciona el aloe en un documento escrito en Egipto es en el *Papiro Ebers,* un libro de remedios de aproximadamente el 1550 a. C. En este papiro se describen doce recetas distintas de aplicación tanto interna como externa del aloe.

El aloe no sólo era una plana llena de enigmas para los Mayas. Las viejas leyendas sostenían que tenía orígenes mitológicos y que procedía del continente hundido de la Atlántida.

El aloe en la Antigüedad

Las relaciones culturales y comerciales con el antiguo imperio egipcio son las responsables de la llegada del Aloe vera al continente europeo. En el 500 a. C., en la isla de Socotra, en el cuerno de África oriental, ya crecían gigantescas plantas de aloe de gran calidad. El filósofo griego Aristóteles (384-322 a. C.), maestro de un joven Alejandro Magno (356-323 a. C.), le impulsó a conquistar la isla de Socotra para hacerse con las plantas de aloe. Éste las plantó en carros para poder disponer de jugo fresco para las heridas de guerra de sus expediciones militares. Hipócrates (460-370 a. C.) recomendaba el uso de Aloe vera para la caída del cabello, las úlceras mal curadas o las molestias gastrointestinales.

Los romanos también aprovecharon las experiencias de los egipcios y los griegos sobre el efecto reparador de la planta de Aloe vera. Plinio el viejo (aprox. 23 a. C. al 79 d. C.) habla de la planta de aloe en su gran enciclopedia de la historia natural *Naturalis historia.* Elogia el efecto de su jugo para reducir la transpiración corporal. Sus raíces cocidas ayudarían a aliviar las infecciones de los enfermos de lepra. Aulus Cornelius Celsus (25 a. C. al 50 d. C.) en el manual de antiguos conocimientos más detallado, destaca el aloe como eficaz laxante. En el siglo I d. C., un médico militar griego del ejército romano, recomendaba el uso del aloe como remedio universal. En su obra *De materia medica* (sobre las sustancias médicas), describe el uso de su jugo para la inflamación de las encías, la artralgia, el prurito, las quemaduras del sol, el acné y la caída del pelo.

El aloe en Asia y Arabia

A partir del siglo VII d. C. varios documentos de medicina china informan sobre los éxitos terapéuticos del aloe en el tratamiento de la sinusitis crónica o aguda, fiebres infecciosas o espasmos infantiles. Para los emperadores chinos, las terminaciones en forma de cuerno de las puntas de sus hojas simbolizaban las uñas sagradas de los dioses. En china, se conocía al aloe con el nombre de *Lu-hui* (precipitado negro) y *Hsiang-tqan* (bilis de elefante, por su sabor amargo). La *Farmacopea china* de Li Shih-Shen (1518-1593) cita el aloe entre las plantas medicinales con mayores virtudes terapéuticas y lo llama: «remedio de armonía». Ya en el 600 a. C. los hindúes utilizaban la medicina terapéutica del aloe. La ciencia médica del Ayurveda apreciaba sus propiedades calmantes y recomendaban su uso en los dolores menstruales, la estabilización de la circulación o las irritaciones de la piel. También se consideraba un medio para rejuvenecer. Al parecer, por eso se llama en sánscrito *Ghrita Kumari.* «Kumari» significa «chica». Se creía que el poder curativo de las plantas devolvían la energía de la juventud a las mujeres. En el Islam el aloe simboliza la felicidad total. Lo solían colgar en la puerta de entrada de sus casas para ahuyentar los malos espíritus. También lo utilizaban como excelente remedio para el dolor de inflamaciones, la úlcera de estómago, la melancolía y otros problemas de salud.

Los árabes desarrollaron el primer método para obtener extracto de aloe y poderlo transportar a largas distancias. Extraían la pulpa de sus hojas y la secaban en odres de piel de cabra. De este modo los comerciantes árabes podían exportar el aloe a todo el mundo conocido.

En Europa y en el nuevo mundo

Según la tradición oral, el aloe entró en Europa procedente de Jerusalén. Las cruzadas contribuyeron en su posterior propagación. Los ingleses ya lo utilizaban en polvo en el 1400 como purgante y para la curación de heridas y úlceras. De Inglaterra se expandió al resto de Europa –sobre todo España, Portugal e Italia, de donde también era natural.

Los monjes lo recomendaba para los resfriados y el tratamiento de heridas. Hildegarda von Bingen (1098-1179) lo describía como un remedio útil contra la ictericia, la migraña y las lombrices intestinales. Philippus Aureolus Paracelsus (1493-1541) hizo del aloe un elemento esencial de su *Elixir ad longam vital* (Elixir de larga vida) y de una tintura de aloe, mirra y azafrán, el *Elixir propietatis Paracelsi*. El botánico alemán Leonhard Fuchs (1501-1566) en su *Historia de yerbas y plantas* de 1543, también describe el aloe: para limpiar el estómago, debía tomarse con miel. Para mitigar el dolor de cabeza, el jugo de aloe debía mezclarse con aceite de rosa y aplicar en la frente y en las sienes.

Cuando Cristóbal Colón llegó al continente americano, llevaba aloe en macetas a bordo para las heridas de los miembros de su tripulación.

El aloe en la medicina moderna

En el siglo XVII, en Europa, el Aloe vera sólo se utilizaba por sus propiedades laxantes. Más tarde, Sebastián Kneipp (1821-1897), en su libro *Mi tratamiento hidroterápico*, alude al carácter curativo del aloe. Aunque a esta planta le depararía la misma suerte que la de muchos otros remedios naturales (menospreciados y condenados al olvido por la medicina tradicional). Sin embargo, fue considerada hasta la Primera Guerra Mundial un efectivo remedio casero. Todavía hoy se le considera una «planta de primera necesidad» en el tratamiento de quemaduras y heridas en la piel. En 1934, el doctor C. S. Collins y su hijo Creston hicieron público un polémico estudio en Estados Unidos: habían encontrado un remedio para reducir la dermatitis que en aquella época causaba la exposición a rayos X. Mediante el uso de compresas con filetes de hoja fresca de aloe o vendas empapadas en jugo o gel de aloe alcanzaron importantes logros terapéuticos.

El oftalmólogo ruso Vladimir Petrovich Filatov (1875-1956) descubrió el efecto curativo del extracto de hoja de

Aloe vera en el tratamiento de las enfermedades oculares. A partir de ello desarrolló la teoría de los estimulantes biógenos para el tratamiento de las cataratas grises y verdes. De acuerdo a ésta, si se cortaban unas hojas de Aloe vera y se conservaban durante 10 días en la oscuridad y en frío (hasta tres grados), la planta se organizaba bioquímicamente y movilizaba la totalidad de sus reservas de energía. Filatov llegó a la conclusión de que, debido a las reservas en las hojas de la planta, se configuraban sustancias de enzimas similares y con mayores propiedades terapéuticas. Luego troceó y aplastó las hojas que habían sido almacenadas. Al aplicar el jugo biogenamente estimulado de estas hojas subcutáneamente, obtuvieron mejoras sorprendentes en las enfermedades oculares. En 1987 se patentaría su tratamiento; desde entonces sería llevado a la práctica en toda Europa.

El médico suizo Klaus Samt, también llamado doctor Yernest, desarrolló un digestivo y antiflatulento presumiblemente a partir de una receta de Paracelso: «Si, diariamente, de la siete a las ocho de la mañana, añade unas gotas de este remedio en el vino, el té o el caldo, alargará su vida... Lo más fascinante es que este remedio es bueno para todo».

Descubrir la planta de Aloe vera

Así es el Aloe vera. Retrato de una planta

Antiguamente, en verano, prácticamente en todos los jardines rurales se veía una maceta con aloe. Si alguien se quemaba o se hacía una herida en la piel, la propietaria de la casa cortaba un trozo de sus hojas y calmaba la herida con su jugo. No se necesitaba saber mucho más. Merece la pena un estudio más detallado.

El aloe y sus lazos familiares

El ajo, el ajo de oso *(Allium ursinum),* la cebolla, el azafrán silvestre, la azucena, el muguete y el espárrago: el Aloe vera tiene unos lazos de parentesco un tanto peculiares, eso no se puede negar. En la literatura, siempre se ha hecho hincapié en las similitudes entre el aloe y los cactus. Se trata de una equivocación. Los cactus suelen tener una forma redondeada u oval, algo que no se puede decir del aloe. En todo caso, se pueden constatar similitudes con el agave. (El aloe que conocemos desde hace un siglo, por ejemplo, no es un verdadero aloe, sino un agave.) Sin embargo, cuando llega la época de floración, resulta sencillo diferenciarlas: el agave muere después de florecer. Llegado este momento, el aloe, en cambio, continúa creciendo. El Aloe vera tampoco es un cactus. ¿Entonces, qué es? Está considerada como una liliácea por algunos taxonomistas y como una asfodelácea por otros.

Los múltiples nombres del Aloe vera

El «auténtico» aloe es, además, un pariente con múltiples denominaciones: Aloe vera, «verdadero aloe», o *Aloe vera Linne*, en honor al científico naturalista sueco Karl von Linné, también conocido como Linneo, el primero en describir esta sencilla planta. También es frecuente que se la llame por su nombre científico *Aloe barbadensis Miller,* en honor al botánico Philip Miller, quien denominó por primera vez la planta Aloe Barbados, de acuerdo a su lugar de origen. ¿Por qué? En el nombre científico o nomenclatura de una planta se fija de acuerdo a la primer persona que lo haya hecho público. En el caso del Aloe vera, toma su nombre de una descripción válida de Linneo. Entre ellas se encontraba también la del *Aloe barbadensis.* Resultado: Todas estas variantes son sinónimos de Aloe vera y hacen referencia a la misma planta.

El aloe tiene una gran cantidad de denominaciones populares en otras lenguas: «the sinkle Bible» o «aloe medicinal» en inglés; «laloi» o «sempervive» (siempreviva) en francés; «sábila» en español; «sabbara», «saber» en árabe...

Otras especies de aloe toman su nombre de lugar de su procedencia, como el Aloe de Uganda, Aloe natal o el Aloe de Zanzíbar. De las 400 especies de planta de aloe conocidas en el mundo botánico, es el verdadero aloe, el *Aloe barbadensis Miller*, el que tiene un efecto positivo y demostrable en la piel y el organismo. La mayoría de especies de aloe proceden del sur de Africa. Sin embargo, actualmente se encuentran, en su mayor parte, en los trópicos cálidos y secos del mundo; desde la India hasta Florida. En Europa se cultivan en su mayor parte en las islas Canarias. El *Aloe arborescens Miller* es considerado el aloe de mayor eficacia médica, debido a sus sustancias curativas, de eficacia comprobada. Es extremadamente jugoso y de fácil digestión. El *Aloe capensis,* el *Aloe saponaria* y el *Aloe socotrina* también poseen propiedades terapéuticas de eficacia comprobada.

El secreto de sus hojas

Lo que hace cinco siglos que la humanidad considera un «milagro de los dioses», no es más que la asombrosa reserva de humedad que ha desarrollado la planta de Aloe vera en sus hojas. Éstas son robustas, carnosas, miden de 40 a 50 centímetros de largo, de seis a siete centímetros de ancho en la base, y pesan una media de 750 gramos Éstas hacen del aloe una planta crasa que crece fundamentalmente en regiones secas y cuyas hojas contienen un tejido especial que almacena agua.

En su parte superior, las hojas son cóncavas y se curvan hacia dentro; tienen un color verde grisáceo y a menudo un reflejo rojizo. Las plantas más jóvenes tienen muchos puntos blancos, que suelen desaparecer cuando crecen. Por su parte inferior, las hojas se arquean cóncavamente hacia fuera. Los márgenes rosados y delicados de sus hojas tienen dientes espinosos y pálidos de dos milímetros de largo en paralelo que los protegen contra los animales dañinos. Sólo las plantas más viejas llegan a tener un tallo largo; el de las plantas jóvenes está torcido y alcanza los cuarenta centímetros de alto. Las hojas son relativamente gruesas en la base y están dispuestas en forma de roseta alrededor del tallo. Cuando llueve se abren como los pétalos de una flor para almacenar el máximo de agua posible. En épocas de sequía, las hojas se encogen alrededor del tallo. Con la ayuda de pequeños estomas, unas minúsculas aberturas en la superficie de las hojas de la planta, el aloe regula sus reservas de agua. Su fuerte piel reduce al mínimo las pérdidas de agua. Si hacemos un corte transversal en la hoja de aloe, identificaremos tres capas: la capa exterior de la hoja o corteza, que es verde grisácea, resistente y protege a la planta de los influjos exteriores. La capa fibrosa inmediatamente inferior a ésta sirve para almacenar líquidos. Además, en su interior se alojan unas células que segregan un jugo resinoso, entre las que figura la aloína, con un sabor muy amargo. Si un animal comete el error de morder una planta de aloe, entrará en contacto con las sustancias amargas que ésta contiene y que suelen irritar la lengua y los labios. La capa más profunda de la hoja de Aloe vera se conoce con el nombre de mesénquima y contiene un gel transparente y viscoso que cuando se oxida adquiere un color rojizo. El preciado filete o pulpa de aloe es el responsable del almacenamiento de agua de la hoja, puesto que un 96% de su composición es agua. Gracias a él, el Aloe vera puede sobrevivir durante largos periodos de sequía y salir prácticamente ileso.

En los últimos años, ninguna otra planta se ha hecho tan popular como el Aloe vera. Ésta debe su buena fama sobre todo a su jugo y a la sustancia gelatinosa contenida bajo la superficie de sus hojas.

El aloe lo lleva dentro

El interés por la antigua planta curativa del Aloe vera ha crecido vertiginosamente en los últimos años. ¿A qué se debe semejante popularidad? La planta de Aloe vera debe su fama a su jugo y a la sustancia gelatinosa que reside bajo la resistente superficie de sus hojas. Si tomamos una de sus largas hojas y la rompemos, ésta no tardará en desprender un jugo blanquecino, espeso y translúcido. En él se encuentran contenidas todas aquellas sustancias extraordinarias que desde la antigüedad hasta nuestros días han sido de gran importancia para la medicina.

Observe el asombroso poder curativo del Aloe vera: arranque una de sus hojas espinosas o córtelas con un cuchillo. Inicialmente, la herida supurará un poco de jugo. Tan sólo unos minutos más tarde este jugo se solidificará, convirtiéndose en una nueva piel. Inmediatamente después, esta piel se habrá fortalecido tanto, que la herida ya no será siquiera reconocible; y éste es el secreto de su éxito. La hoja de Aloe vera aúna simbólicamente dos cualidades inherentes al hombre: las de herir y curar.

Sin embargo, el jugo que supuran las hojas cortadas sólo contiene parte de los agentes activos del aloe. El que quiera beneficiarse de la totalidad de las valiosas sustancias que ofrece el aloe para la belleza y la salud, deberá recurrir a su pulpa sin cáscara. En la pulpa transparente, los científicos han descubierto un gran número de agentes activos, entre ellos vitaminas, sales minerales, enzimas, aminoácidos y ácidos grasos esenciales. En el capítulo «doctor aloe» descubriremos todo lo que se tiene que saber acerca de estos agentes e ingredientes activos y sus efectos en las personas. Los partidarios del Aloe vera valoran las propiedades cosméticas del gel de sus hojas, sobre todo en las zonas de la boca, la faringe y el intestino.

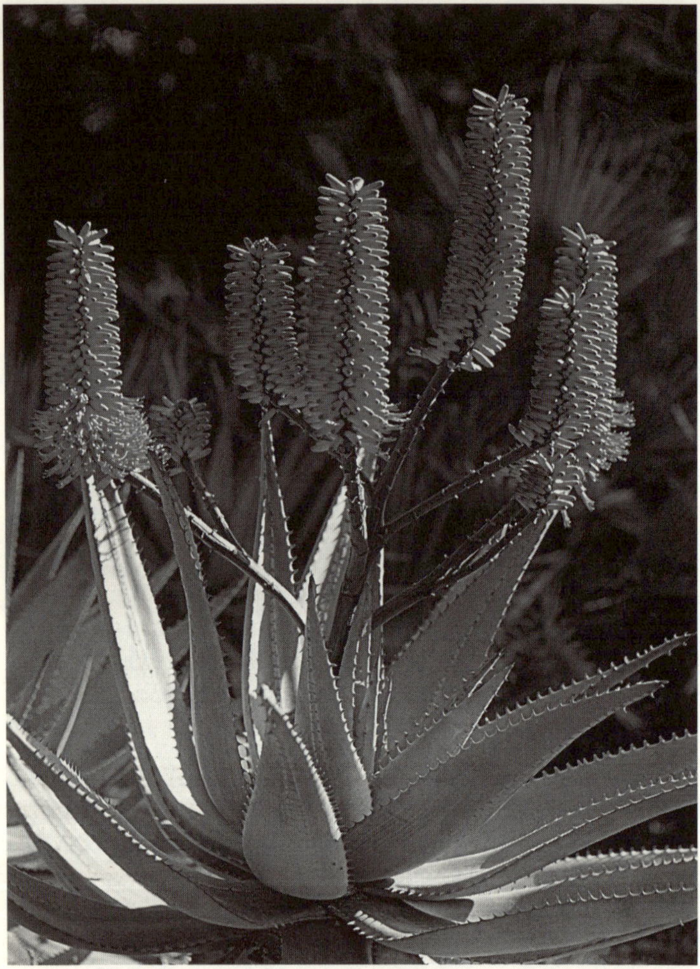

Las flores del Aloe vera están dispuestas en forma de racimo y son principalmente anaranjadas, aunque pueden darse otras tonalidades.

La espléndida floración del Aloe vera

Por regla general, la planta del Aloe vera puede llegar a medir de 60 a 90 centímetros de altura. La acción terapéutica completa de sus hojas tarda en desarrollarse de cuatro a cinco años. La planta de Aloe vera puede llegar a vivir de 10 a 15 años. La inflorescencia del aloe se configura a lo largo de los años. A diferencia del agave, de apariencia muy similar al aloe, y que sólo florece una vez en su vida, el Aloe vera lo hace cada año. Desde principios de primavera hasta finales de junio, la planta hace gala de todo su esplendor y se cubre de vistosas flores amarillas y anaranjadas. Su inflorescencia, que brota de su porte central y alrededor de sus hojas, puede llegar a medir de 60 a 100 cetímetros de altura, y se ramifica una o dos veces. En ella se disponen densa y cilíndricamente los racimos de flores, que se estrechan en su parte superior. El racimo resultante puede llegar a medir hasta 40 centímetros de altura, mientras que los racimos inferiores son algo más cortos. Las brácteas son prácticamente blancas. En la época de floración, la variación de color es mayor, aunque las flores de la especie del aloe suelen ser de color blanco verdoso, anaranjado o rojo subido. Las flores del Aloe vera son amarillas y suelen medir tres centímetros de altura. Raramente son fecundadas por insectos melíferos. Como muy pocas de sus flores solitarias se abren al mismo tiempo, los recolectores de néctar se ven obligados a recurrir a otras flores. Ello favorece la polinización cruzada. Más adelante, el fruto maduro del Aloe vera se abre, una cápsula dehiscente trilocular. El viento esparce sus semillas, que acabarán convirtiéndose en una nueva planta de aloe. Además, el aloe puede desarrollar múltiples brotes adventicios, por lo que también se multiplica vegetativamente. Encontraremos más información al respecto en la página 60.

Aloe ferox, el hermano feroz

De todas las especies de aloe, el *Aloe vera* y el *Aloe ferox* son las que poseen una valor verdaderamente terapéutico y cosmético. El *Aloe ferox* o Aloe del cabo, procede de África y es considerado el hermano silvestre del Aloe vera, y se llama así por su alto contendido en sustancias amargas. Se caracteriza por tener el tallo en el centro de la planta y 50 hojas carnosas, que pueden llegar a medir diez centímetros de largo y terminan en afiladas espinas. Puede llegar a medir cuatro metros de altura y llama la atención en primavera por su inflorescencia, que se eleva en el aire como enormes llamas naranjas de la maraña de hojas. Semejante visión se hace realidad principalmente en las gigantescas altiplanicies a lo largo de la costa del Cabo en Sudáfrica, aunque también crecen en Asia. En esas tierras áridas y secas, esta planta crece muy lentamente, sin la necesidad de ser abonada ni regada.

Los productos cosméticos con aloe están de moda. Se trata de una sustancia adecuada para todo tipo de piel, muy indicada para su protección y cuidado. Aunque se debe prestar atención a los ingredientes del producto: cuanto más aloe, mejor.

Su capacidad de resistencia es tan grande, que incluso sus hojas muertas continúan desprendiendo el jugo amargo que la protege de los incendios de hierbas y arbustos. El *Aloe ferox* es extremadamente resistente a la aridez y, en periodos de sequía, puede sobrevivir durante meses. Es una planta que exige mucha luz y soporta desde el calor seco hasta uno o dos grados sobre cero. Las hojas inferiores de la planta sólo se podan cada tres o cuatro años a mano. De esta forma, la planta tiene suficiente tiempo hasta la próxima cosecha para regenerarse; de este modo logra sobrevivir durante muchos años. Debido a su carácter silvestre, el *Aloe ferox* posee algunas peculiaridades: como el Aloe vera, el *Aloe ferox* atesora importantes minerales, vitaminas, polisacáridos y proteínas, aunque en mayor concentración, debido a su desarrollo. El que en primavera desee eliminar los metabolitos sobrantes (fluidos y toxinas), puede hacerlo con jugo de *Aloe ferox*. Será efectivo en un espacio de seis a siete semanas, y su efecto purificador es notable.

En una carta al escritor Romain Rolland, Mahatma Gandhi le decía acerca de su huelga de hambre: «Me preguntan por las fuerzas que me sostuvieron. Fueron mi inquebrantable fe en Dios, mi estilo de vida sencillo y la planta silvestre del aloe, cuyo beneficios descubrí a mi llegada a Sudáfrica».

Del jardín del Edén a la plantación

Nadie conoce el lugar de procedencia del Aloe vera. Sus orígenes son fundamentalmente mitológicos. Cuentan las leyendas que tiene su origen en el continente hundido de la Atlántida. Según la tradición india, en el jardín de las delicias ya era utilizado por el hombre. Sea como sea, actualmente el Aloe vera es un valioso bien económico que se produce a grande escala y reporta grandes beneficios.

Aquí el Aloe vera se encuentra como en casa

Ahí donde los veranos sean cálidos y secos y los inviernos suaves, el Aloe vera se sentirá como en casa. La planta de aloe estima el clima tropical, donde el porcentaje de humedad es alto y el riesgo de heladas mínimo. Además, el Aloe vera sobrevive en las hostiles condiciones de vida del desierto, puesto que tiene la capacidad de adaptarse a las condiciones ambientales extremas de la naturaleza. Se trata de una verdadera superviviente y una especialista, como buena liliácea, en vivir ahí donde sólo pueden hacerlo los cactus. Después de ser arrancada de la tierra, la planta puede llegar a sobrevivir durante meses. A pesar de ello, el desierto no es su medio natural, puesto que la exposición a los abrasadores rayos del sol y la imposibilidad de contar con la protección de las sombras puede causarle graves perjuicios, además de un estrés constante. Los niveles de aloína, sustancia que se aloja en el interior de su corteza, actúan como reguladores del estrés, se incrementan y se mezclan con la sustancia gelatinosa de la hoja, disminuyendo su calidad. El resultado de todo esto es una planta agotada cuyos componentes se ven modificados. En épocas de sequía o de exposición continuada al calor, la planta sobrevive gracias a sus reservas de agua. Pero para sobrevivir fuertes periodos de sequía, el aloe agota sus valiosos componentes.

El Aloe vera ha viajado por todo el mundo. Como posibles países de procedencia se podrían barajar el Sudán o la Península Arábiga. Actualmente, el aloe salvaje no sólo crece en Sudáfrica y África Oriental, Israel, Turquía, las Islas Canarias, Madeira, Cabo Verde y los países árabes y caucásicos, sino también en países mediterráneos y en otras zonas de clima benigno como América del Sur, Centroamérica, Tahití, las Antillas Menores, India, Sri Lanka, el sur de China y Australia.

La planta perpetuamente verde del Aloe vera exige pocos cuidados, pero no es una planta insensible. Crece allí donde los veranos son cálidos y secos, y el sol no calienta demasiado fuerte y la puede quemar. Además, el porcentaje de humedad tiene que ser alto, el invierno suave y sin heladas. Se ha especulado durante mucho tiempo acerca de su lugar de procedencia.

Las especies silvestres de Aloe están protegidas desde el 3 de marzo de 1973 por el Acuerdo de la Protección de las Especies del Convenio de Washington. De este acuerdo se excluyen algunos productos de la planta, como las semillas, los acodos y las hojas que proceden del aloe y que fuera de su hábitat natural debe ser cultivado de forma artificial.

El Aloe vera cultivado

Ahí donde el Aloe vera crece en estado silvestre se suele cultivar en plantaciones ya que es donde los hombres tienen conocimientos ancestrales sobre esta planta y utilizan su jugo curativo de acuerdo a su experiencia. El resto de la humanidad debía cultivar la planta con grandes dificultades y obtener el jugo de las hojas que cortaban. Los agricultores descubrieron la fuerte demanda de Aloe vera y empezaron a cultivar la planta en sus tierras a gran escala. El cultivo de Aloe vera es actualmente un sector floreciente de la economía; el gran número de países exportadores de gel puro de Aloe vera lo dice todo. En el primer puesto de la lista de países suministradores se encuentra Estados Unidos. En las regiones de clima subtropical de California, Texas o Florida se encuentran grandes plantaciones de Aloe vera. Alrededor de la mitad de la producción de Aloe vera en el continente americano tiene lugar en plantaciones mexicanas. Los proveedores más importantes son China, India, Tailandia, Malasia y Australia. Otros países exportadores son Italia, España, Puerto Rico, la República Dominicana, Haití, Jamaica, Israel, los países de África Oriental, Guatemala, Venezuela, Brasil, Nicaragua, El Salvador, Colombia, Taiwán y Japón.

Actualmente, el Aloe vera se considera una planta beneficiosa para la salud y el bienestar, pero no siempre ha sido así. En Alemania, donde era popular fundamentalmente por su efecto laxante, no siempre ha tenido buena prensa. Todavía hoy disponemos del *Aloe capensis* y el *Aloe ferox* en forma de granulado, con un alto contenido en aloína y de gran efecto purgante. Los denominados antranoides (véase la página 226) pueden estar contenidos en ellos, y aquéllos que debido a su uso frecuente sufren graves molestias del balance hídrico y electrolítico, deben tomar el purgante de Aloe, sólo disponible en farmacias, durante un periodo no superior a dos semanas.

La agricultura maya y la monocultura

Un mar de plantas verde-grisáceas y carnosas, con hojas armadas con espinas, y plantadas en hileras exactamente iguales: una plantación de Aloe vera es una visión impresionante. La demanda de Aloe vera aumenta sin cesar; puesto que no sólo se utiliza en el sector farmacéutico, sino que su demanda como materia prima para la elaboración de productos cosméticos y alimenticios es cada vez mayor. Para satisfacer esta demanda, los campos de aloe en las gigantescas plantaciones adoptan enormes dimensiones. Millones de plantas una al lado de la otra formando espesas hileras. Según la intensidad agrícola en cultivos convencionales o controlados ecológicamente, una plantación de Aloe vera de una hectárea puede proporcionar entre 13.000 y 34.000 kilogramos de gel de Aloe vera por cosecha.

Si alrededor del tallo de la planta crecen pequeños brotes, éstos se debe separar con cuidado de la planta madre y plantarlos en otro campo de cultivo con tierra arenosa y arcillosa que ofrezca al Aloe vera las condiciones óptimas para su crecimiento. Ahí donde la planta se encuentra a gusto, se desarrolla con todo su esplendor. Ahí donde haya sol en abundancia y cambios mínimos de temperatura, sus hojas pueden llegar a medir hasta un metro de largo y las hojas una anchura de doce centímetros. Donde mejor se ha cultivado la planta es en la cultura Maya: de todos los cultivos ecológicos practicados, ésta es el mejor, ya que permite que el Aloe vera crezca entre flores y plantas útiles y variadas, que proporcionan sombra y mejoran la capacidad de producción de la tierra.

La mayoría de agricultores de aloe cuentan con la experiencia de varias generaciones en el cultivo y trabajo de las plantas. Para lograr un mejor rendimiento de la cosecha, éstos acostumbran a tener en cuenta las fases de la luna. Las plantas cultivadas ecológicamente han sobrevivido a las plantas cultivadas de forma intensiva debido a que son más valoradas por las personas.

Sus propiedades curativas están en función del clima y las condiciones atmosféricas del campo de cultivo. Los cambios de temperatura bruscos no sólo pueden afectar el crecimiento de la planta, sino también su composición, pudiendo influir negativamente en sus propiedades terapéuticas. Un exceso de agua puede reducir la proporción concentrada de los componentes activos del interior de sus hojas.

Si en los monocultivos, siguiendo los sistemas de cultivo intensivo, las plantas se abonan artificialmente en demasía, puede provocar que en las hojas de Aloa vera se almacene demasiada agua y, sin embargo, no se produzca un crecimiento simultáneo de sus valiosos agentes activos.

Las sustancias nutritivas de la planta son muy sanas, además de excelentes para la vista, y su gel es a menudo viscoso y pastoso, en lugar de gelatinoso. En un microscopio se puede apreciar su belleza, simplemente con la ampliación de las células y el almacenamiento de agua y sustancias almacenadas biológicamente inactivas. Al aloe que crece lentamente en la naturaleza debe dársele mucho tiempo para que sus preciados componentes se formen.

Época de recolección

Los componentes activos de la planta tardan cinco años en formarse. Llegado este momento se puede iniciar su recolección y continuar trabajando. Cualitativamente, muy pocas hojas de la planta, que más tarde se cortarán, son de primera calidad. Éstas pueden ser recolectadas hasta tres veces en un mismo año o una media de treinta veces en la vida de la planta. En las regiones tropicales, como por ejemplo la selva, debido a los altos niveles de humedad, el riego no es necesario y las hojas se pueden cortar cada cuatro semanas. Los recolectores suelen cortar a mano de tres o cuatro a siete hojas de la base del tallo y las filas inferiores.

La planta jamás se debe podar al completo, así que sólo deben cortarse las parte exterior de las hojas sin dañar la planta madre. De las veinte hojas deben quedar como mínimo doce en el tronco. Una hoja es apta para ser cortada cuando su peso alcanza aproximadamente los 500 gramos. Para conseguir un kilo de gel de Aloe vera y un litro de jugo de Aloe vera se necesitan de seis a diez hojas en perfecto estado.

Especialmente problemático en el cultivo tradicional del Aloe vera es el uso frecuente de fertilizantes inorgánicos. Estos hacen que las reservas de agua penetren rápidamente en la planta y ésta pierda parte de su contenido en sustancias esenciales.

De la hoja fresca al gel y jugo de aloe

Tras la recolección, se eliminan los bordes dentados y las puntas de las hojas, y éstas se depositan en cajas. A continuación deben ser rápidamente transportadas a la industria transformadora, donde serán objeto de distintos procedimientos. En un espacio de seis horas, los agentes activos del aloe se oxidan con el aire y pierden sus propiedades.

Hasta hace unos años, beber el jugo y consumir la pulpa de aloe no era nada usual. El riesgo de que las substancias activas laxantes de la capa exterior de la planta penetrara a los alimentos era demasiado grande. ¿Por qué tuvo el Aloe vera durante cierto tiempo tan mala reputación? Antes era frecuente utilizar la hoja de Aloe vera entera (incluyendo la piel exterior de la planta) para la elaboración de laxantes. Con este fin se cortaban las hojas hasta su base y se hacía una pila con ellas, permitiendo que el líquido entre la piel y el gel de su interior se derramara. Unos días más tarde se mezclaban, se cocinaban, se concetraban y se cristalizaban. Este laxante presentaba fuertes efectos secundarios, estimulaba el intestino y fue retirado del mercado en 1997.

El aloe es una planta propia de climas extremadamente secos y el gel de sus hojas carnosas actúa como eficiente depósito de agua.

Para que los operadores de las fábricas puedan trabajar con las hojas a mano, deben llevar ropa de protección esterilizada y someterse a fuertes medidas higiénicas. En primer lugar, lavan las hojas frescas en una solución de lejía y la enjuagan con agua caliente. Luego separan la base de la hoja de los bordes dentados y las espinas. ¿Qué partes del Aloe son aprovechables? Se utiliza el jugo del gel de las hojas o la masa de gel entera, pero siempre sin la corteza. Por tanto, en el mercado se puede adquirir el jugo o el gel de aloe. El jugo y el gel forman parte de muchas cremas, lociones y champúes, que se utilizan con fines terapéuticos y cosméticos. Sus hojas carnosas se comercializan enteras y desprovistas de la corteza; prensadas; en forma de jugo; o bien la hoja fresca intacta. Hay dos tipos de jugos: el jugo natural del gel de la hoja de Aloe vera con todas sus fibrinas y el jugo concentrado y transparente del gel de la hoja sin la pulpa. Ambos son puros, sin diluir, y muy efectivos. Dependiendo el de método de elaboración, de la hoja se obtiene el aloe utilizado como laxante (por evaporación del jugo de la hoja) o el gel de Aloe vera utilizado fundamentalmente con fines cosméticos (por prensado y filtrado de la hoja sin piel).

Una diferencia fundamental entre la producción del jugo y el gel del Aloe vera es que en la elaboración del primero se utiliza la hoja entera y en la del segundo tan sólo su sustancia interior, el gel. La superficie exterior de la hoja contiene sustancias de efecto laxante como el conocido antranoide, únicamente disponible en farmacias. Este jugo amarillo y amargo que se obtiene de la capa fibrosa de sus hojas es el látex de aloe. Uno de sus componentes es la aloína, de fuerte efecto laxante.

Las empresas guardan celosamente los métodos de procesamiento empleados. Aunque el tratamiento de la hoja por parte de los empleados requiere un tacto y un cuidado continuo. El tejido de la hoja no debe ser dañado para que el antranoide y la aloína de la corteza de la hoja no se mezcle con el gel de su interior.

El gel en su interior

La capa interior de la hoja contiene en su mayor parte agua y polisacáridos, así como otros componentes como ácido salicílico, una sustancia de acción calmante y antiinflamatoria. Su gel se utiliza, por tanto, en el tratamiento de enfermedades cutáneas inflamatorias y quemaduras de todo tipo.

En cosmética, se utiliza sobre todo por sus propiedades hidratantes en cremas y pomadas.

Para obtener el gel, se utilizan distintos procedimientos:

1. El procedimiento más costoso y delicado es el fileteado a mano. Los productores que anteponen la calidad por encima de todo desprenden con sumo cuidado la corteza superior e inferior, procurando no romper la pulpa del interior de la hoja. Del mismo modo, es importante que el tejido de la hoja no resulte dañado para que el antranoide laxante de la corteza no se mezcle con el preciado gel de su interior. A este proceso se le llama fileteado porque el interior de la hoja recuerda a un filete. Acto seguido empieza la selección de los filetes de acuerdo según criterios de calidad e higiene. Con este fin, los filetes transparentes se limpian en una mesa iluminada. Al estar iluminados desde abajo, se puede determinar rápidamente la falta de calidad, así como el uso de la materia prima. La ventaja de este procedimiento es que la pulpa de la hoja no entra en contacto con el antranoide y por lo tanto no debe ser filtrada.
2. Actualmente, particularmente en Estados Unidos, existe la posibilidad de extraer el filete de la hoja mecánicamente. Para ello, se corta la hoja por la mitad y se extrae el gel transparente mediante un procedimiento de prensado en frío. Este procedimiento puede ser llevado a cabo de un modo tan estéril, que a cuando llega a su fin no se puede constatar la existencia de ninguna bacteria o germen.
3. El método más frecuente es el procedimiento que se aplica a la hoja entera, mediante el cual se trocea y se prensa la hoja. Este procedimiento es el más ventajoso en lo que respecta a lo económico, pero exige

la filtración posterior del jugo prensado. El sistema de filtrado con carbón o de tierra de infusorios no elimina totalmente la aloína en el producto final. Estos se desechan junto con otros componentes valiosos de la planta. La calidad del jugo resultante es inferior al del jugo del gel fileteado.

4. Otra posibilidad es extraer el gel junto con el látex de aloe de la hoja es enrollándolos. De este modo, cortan las puntas de la hoja y se obtiene el contenido de la hoja con la ayuda de un cilindro pesado. Este procedimiento también requiere la filtración posterior de la aloína del líquido resultante.

La conservación de sus propiedades curativas

El gel de Aloe vera resultante se prensa en frío y es extremadamente sensible al aire, por lo que se oxida rápidamente. Incluso en el refrigerador, el gel se altera en poco tiempo y sus principios activos se ven modificados. Así pues, en muy poco tiempo el gel se oxida y pierde la mayoría de sus sustancias terapéuticas. Durante mucho tiempo, sólo existía un modo de mantenerlo inalterable: evaporar el jugo del Aloe vera prensado. De este modo se obtenía un polvo que se conservaba durante largos periodos de tiempo y podía ser transportado en trayectos largos. Sin embargo, no todas las enfermedades que se podían curar con el jugo fresco, se podían tratar con el jugo en polvo. Al final de los años cincuenta, el farmacéutico estadounidense Rodney M. Stockton consiguió conservar la pulpa de la hoja sin que perdiera sus sustancias nutritivas. Simultáneamente, el también farmacéutico Bill C. Coats patentaba un procedimiento que lograba que el Aloe vera conservara las sustancias nutritivas importantes. Para ello, sometió la pulpa durante tres días a distintas temperaturas y le agregó vitaminas C y E y sorbitol, todos ellas antioxidantes eficaces. Poco después, también se desarrolló un procedimiento para que las sustancias amargas y fuertemente estimulantes de la aloína se cristalizaran. Todos estos procedimientos contribuyeron considerablemente a la entrada triunfal de la planta de Aloe vea en la medicina y la cosmética, puesto que hicieron posible la conservación y calidad de la aplicación del Aloe vera. Para conservar las sustancias nutritivas del gel de Aloe vera, es necesario un proceso de elaboración y estabilización delicado. Dichos procedimientos fueron considerados un secreto industrial por determinadas empresas. Una estabilización natural del jugo se puede conseguir, por ejemplo, mediante ácido ascórbico (vitamina C) y las enzimas papaína y bromelaína.

El secreto de un producto de Aloe vera de calidad no sólo reside en los métodos de recolección y producción, sino también en los de estabilización y conservación. Por motivos de salud, se deben evitar los productos que mezclan el gel puro de Aloe vera con conservantes como el benzoato de sodio y el sorbato de potasio.

El secreto de los preciados productos del Aloe vera no sólo reside en los métodos de recogida y elaboración, sino también en los procedimientos de estabilización y conservación. Con aquellos productos en los el gel de Aloe vera natural se han mezclado con sustancias conservantes como el benzoato sódico y el sorbato de potasio, nuestra salud puede verse perjudiada.

Identificar los productos de calidad de Aloe vera

Cada vez hay más bebidas obtenidas a partir de las resistentes hojas de Aloe vera disponibles en el mercado. Para ello, se extrae la hoja entera o se prensa la pulpa. Pero lo que se ofrece como jugo de Aloe vera, no se diferencia del jugo de la pulpa del jugo de la hoja. A menudo, las bebidas que todavía no han sido aprobadas por el ente regulador de alimentos contiene más sustancias conservantes de lo habitual.

El valor del pH del aloe se sitúa entre 4,5 y 4,9. La adición de ácido cítrico, hace el gel de Aloe vera más ácido y perjudica sus propiedades regeneradoras de la mucosa.

El precio de la conservación

Algunos productores utilizan con este fin sustancias conservantes químicas como por ejemplo el sorbato de potasio (E 202) o el benzoato de sodio (E 211). El benzoato de sodio, que es absorbido por la pared intestinal, puede causar problemas a las personas que reaccionan sensiblemente al ácido acetilsalicílico. Las reacciones alérgicas también son frecuentes. Otros productores añaden ácido cítrico (E 330), que para ser precisos no es ningún agente conservador acreditado, y no proporciona ninguna auténtica protección contra las bacterias y los hongos. Puede provocar alergias y dolores de cabeza, puesto que se disuelve en los metales pesados del cuerpo. El ácido cítrico (E 330) debería ser declarado un aditivo.

En los productos de Aloe vera que siguen dichos procedimientos, debemos asegurarnos de que no representan ningún peligro para la salud. Dependiendo del producto, algunos de los ingredientes también puede llevar vitamina C (ácido ascórbico) y el espesante tocoferol (E 360), vitamina E, el sustitutivo del azúcar Sorbitol y aromas. Para que parezca más natural, algunos productores espesan el jugo de Aloe vera posteriormente. El gelificador más utilizado es la goma de xantano (E 415) y se considera un «gel bebible». Debemos prestar atención a la lista de ingredientes, para evitar adquirir un producto desnaturalizado o excesivamente caro. Además de los aromas o los conservantes químicos, la ley europea de los alimentos prescribe la pasteurización de la fruta, la verdura y los plantas. Esto también es aplicable al Aloe vera. La eficacia del Aloe vera se mantiene en un tratamiento entre 70 y 100 grados, de forma que sus agentes más importantes, como la aloverosa, se mantengan termoestables. Si no se le añadiera ninguna otra sustancia, al Aloe vera pasteurizado se le llamaría «Aloe vera 100% natural».

Muchos productores se decantan por el desecado por pulverización o congelación. En ambos procedimientos, se suprime el agua del gel de la hoja. De este modo, se conserva inalterable y resulta fácil de transportar, puesto que pierde gran parte de su volumen. Si, más tarde, este concentrado se diluye en agua (muy a menudo en la proporción de 200 partes de agua por una de concentrado de Aloe vera), se obtiene un jugo de Aloe vera a un precio razonable.

Lamentablemente, el Aloe vera que sigue dicho tratamiento, pierde gran parte de su eficacia y propiedades antibacterianas. Además, el agua también debe ser declarada; un vistazo a la etiqueta nos revela si se trata de un concentrado de Aloe vera. Puesto que el Aloe vera se ha revalorizado y está disponible en una gran variedad de comercios, lo mejor será comprarlo a proveedores especializados como por ejemplo las tiendas de dietética, donde su compra no representará ningún riesgo. Compre, siempre que le sea posible, jugo cien por cien de Aloe vera, preferiblemente con el sello *ECO*, sin conservantes.

Las liliáceas como plantas decorativas

Una planta que protege, cura y queda bien en el alféizar de la ventana; el Aloe vera es un inestimable regalo de la naturaleza. Con ella siempre tendrá una «planta de primeros auxilios» a mano y, además, es una bella planta decorativa de hoja perenne. Con los cuidados adecuados, se la puede hacer feliz durante muchos años. Aquí descubriremos los cuidados que a esta planta le gustaría recibir.

La planta decorativa

El interés por la antiquísima planta curativa del Aloe vera como planta decorativa ha crecido vertiginosamente en los últimos años. En las Islas Canarias, América Central y del Sur, así como en el Caribe y los trópicos asiáticos, la planta de Aloe se desarrolla extraordinariamente bien. En los países de la Europa central las plantas crecen en invernaderos, donde se puede cultivar un número considerable de ejemplares.

Existen cuatrocientas especies de aloe originarias de las regiones desérticas de Sudáfrica, Arabia y Madagascar. Éstas pueden llegar a tener un crecimiento muy distinto, con una gran variedad de formaciones arbóreas y rosetas. Algunas especies crecen prácticamente a ras de suelo, otras de forma aérea, con forma de árbol o arbusto; la mayoría tienen hojas con bellos dibujos y formas, y afiladas espinas en los bordes. Muchos aloes florecen una vez al año, casi siempre durante los meses de invierno. Aunque, fuera de la época de floración, también tienen una apariencia muy vistosa. En cuanto a sus cuidados, el atractivo aloe es una planta de maceta de cuidados básicos y fácil cultivo.

Algunas especies enanas de aloe y sus híbridos se prestan a ser plantas decorativas en terrazas o alféizares de las ventanas. En las latitudes frías, la mayoría requieren su cultivo en invernaderos y bajo las siguientes condiciones climáticas: veranos calurosos e inviernos moderados. Su necesidad de calor se corresponde a la de las plantas de terraza mediterráneas.

Para plantar en maceta, son muy frecuentes, por ejemplo, el Aloe tigre o Aloe de perdiz *(Aloe variegata),* una especie de pequeñas dimensiones con hojas verde-grisáceas; además del Aloe candelabro *(Aloe arboescens),* de grandes dimensiones, con hojas verdes y arqueadas y un tallo diminuto que se ramifica y que, a menudo, se inclina hacia abajo. El Aloe vera y el Aloe tigre forman rosetas con hojas en forma de espada. El Aloe vera se reconoce de inmediato por sus espinas pardo rojizas, que no sólo se encuentran en los bordes de las hojas, sino también en su parte inferior. Del *Aloe bellatula* cuelgan unas bellas flores acampanadas de color rojo coral. Otras plantas disponibles en el mercado son el *Aloe humilis,* el *Aloe striata* y el *Aloe aristata.*

El lugar más indicado para su aloe

Todas las plantas de aloe requieren lugares luminosos y cálidos, como, por ejemplo, un espacio luminoso en una ventana orientada al oeste o al sur. El clima ambiental seco no representa ningún problema para esta planta. Durante el periodo de reposo de la planta en invierno, sitúela en un lugar luminoso y fresco (de 6 °C a 12 °C). En las frías temperaturas de invierno, entre 5 °C y 9 °C, aparecen la mayoría de brotes En verano se puede dejar al aire libre, en un lugar soleado, en las sombras con luz de un jardín o en el balcón o la terraza. Si el aloe sólo puede permanecer en un lugar cerrado, asegúrese de que recibe aire fresco. Como el aloe se compone en un 96% de agua, es extremadamente sensible a las heladas.

Las correspondientes atenciones

El aloe también es una bella planta de terraza que en verano puede permanecer al aire libre, siempre y cuando quede protegida de las fuertes lluvias. Muchas especies florecen en invierno tardío y hasta entrada la primavera, aunque únicamente bajo determinadas condiciones, es decir, en un invernadero o jardín de invierno y a temperaturas de aproximadamente 10 °C. Después de la época de floración, la planta se desprende de las hojas muertas o enfermas.

Como planta suculenta, el Aloe vera almacena grandes cantidades de agua en sus hojas y raíces. De este modo, la planta soporta extraordinariamente bien las sequías y precisa muy pocos líquidos, sobre todo durante los meses de invierno, cuando la planta descansa. Para regarla, debemos esperar a que la tierra esté completamente seca. En invierno y en los climas fríos, se la debe regar poco, mientras que en los climas cálidos, se la debe regar más; siempre con agua templada y preferiblemente en su parte inferior. Desde primavera hasta otoño la maceta debe permanecer moderadamente húmeda.

Durante esta época no se deben regar demasiado y debe evitarse el exceso de agua, puesto que puede conducir a la podredumbre. Ello también puede pasar si el agua se acumula en la axila de la hoja. Durante la época de crecimiento, debe regarse en abundancia. Riéguela abundantemente si se ha detenido la vida del aloe en la naturaleza: de este modo soportará relativamente bien la falta de agua de lluvia. Su muerte, sin embargo, puede venir dada por la abundancia de lluvias o el estancamiento de agua. En verano también se debe regar en abundancia, hasta que la tierra esté empapada y únicamente cuando ésta esté seca. Las especies más voluminosas también se pueden abonar. Los fertilizantes se deben utilizar durante los meses de mayo y junio. En verano, añada al agua de riego un fertilizante concentrado líquido suave o un fertilizante de cactus cada dos o tres semanas. Si se quiere utilizar la planta con fines curativos, se deben evitar los fertilizantes químicos y recurrir al uso de cenizas, como por ejemplo el fosfato de cal. Los fertilizantes deberían dejar de utilizarse en otoño y los meses de invierno.

El recipiente para la planta y el sustrato adecuado

La planta de Aloe vera requiere un tiesto de arcilla grande en el que pueda extender bien sus raíces. Éstas no penetran en las profundidades de la tierra, sino que se extienden a horizontalmente bajo su superficie. Para el sustrato de la planta, mezcle tierra de planta de interior y arena en proporción uno a uno. El crecimiento de esta planta es distinto fuera de su medio natural y sufre un retroceso en los meses de invierno. Si la maceta es demasiado grande, las raíces de la planta crecen innecesariamente y ésta desatiende sus hojas. Si la tierra no es lo suficientemente porosa, se recomienda mezclarla con arena. No vayan a creer que, al ser una planta del desierto, no precisa un suelo determinado. Necesita sustratos nutritivos con un pH bajo.

La planta de Aloe vea puede cambiarse de maceta en invierno o primavera cada tres o cuatro años y con la misma tierra, que debe mezclarse con arena. Sólo se debe cambiar la planta de maceta si es necesario. Si la maceta es demasiado pequeña, en primavera debería transplantarse a un recipiente de mayores dimensiones. Utilice tierra de cactus o un sustrato poroso similar y jamás hunda demasiado la planta en la tierra. Tal como se ha dicho, las raíces del aloe crecen horizontalmente; así que si la planta se tiene que cambiar de maceta, ésta tendrá que ser ancha. Compre una maceta con agujero de drenaje o rellene el fondo con una capa de arena de cinco centímetros. Utilice tierra de cactus de calidad o sustrato poroso similar, o un sustrato mezclado con arena y tierra arcillosa.

Si el clima de su país no es templado, en verano debe sacar la planta junto con su maceta al aire libre. De lo contrario, tan pronto como las raíces de la planta se hayan desarrollado por completo, las plantas jóvenes se pueden trasladar al aire libre, siempre y cuando no sea época de heladas. Escoja para la planta un espacio luminoso, a semisombra y no muy húmedo.

Así se reproduce su aloe

La mayoría de especies de aloe se reproducen vegetativamente mediante acodos o el esqueje de hoja o tallo. Si su aloe tiene más de tres años, en primavera crecen los retoños del tallo debajo de las filas inferiores de hojas. Estos se pueden cortar cuidadosamente con un cuchillo afilado. Primero se debe seccionar el retoño, a ser posible cuando ya haya echado raíces. Para el esqueje de hojas, éstas se deben cortar por su parte más gruesa. A continuación se deben conservar durante un día en un lugar seco, ventilado y a semisombra hasta que en la superficie del corte se formen callos (tejido que se forma en la herida).

Los guerreros tuareg llamaban al aloe «lirio del desierto», puesto que la mayoría de estas plantas no requieren tierras fértiles. Prefieren una tierra abonada y porosa, algo arcillosa; tierra de cactus o algún sustrato poroso similar con buen drenaje de agua. Bajo ningún concepto se debe hundir la planta en la tierra.

En primer lugar, se colocan los esquejes de la hoja en una maceta con arena húmeda. Éstos se debe regar escasamente una vez a la semana. En verano crecen particularmente rápido. Como es lógico, también es posible la multiplicación por siembra: en marzo a una temperatura de aproximadamente 21 °C en una mezcla de tierra con arena. Sin embargo, es preferible la multiplicación vegetativa, puesto que las semillas que existen en el mercado proceden del mediterráneo, donde los aloes crecen en estado salvaje, y sólo dan lugar a híbridos de calidad inferior (cruzados).

Enfermedades y parásitos

El aloe es muy resistente también en la maceta. Sin embargo, sobre todo en invierno, si la planta se riega en exceso o las estípulas permanecen húmedas durante demasiado tiempo, puede llegar a pudrirse. Una planta con las raíces podridas no tiene salvación. Puede probar a trasplartarla y regarla con muy poca agua. Las hojas muertas y las hojas que amarillean desde la punta pueden señalar una invasión de hongos. Corte las partes infestadas y utilice un fungicida. En los ambientes secos, a veces aparecen pulgones. En este caso, un eficaz remedio es el agua jabonosa. Para obtenerla sólo debe diluir 15 g de jabón de potasa de la farmacia o parafarmacia en un litro de agua caliente. A continuación se deben rociar los pulgones con el agua de jabón resultante.

En verano, sitúe su aloe al aire libre y en un lugar luminoso. En invierno, consérvelo en el interior y en un lugar frío y seco. La mayoría de los brotes aparecen a temperaturas de entre 5 °C y 8 °C.

A veces también aparecen pulgones en las raíces. Para combatirlos es útil una solución de jabonosa. Diluya una cucharadita de detergente para el lavavajillas en un litro de agua caliente. Moje un pincel en las solución y páselo por el las zonas afectadas por los pulgones. Para evitar daños, sumerja la solución durante 15 minutos en agua templada. Además, deberá situar la planta afectada en un lugar fresco y luminoso, con la tierra mullida y limpia. Deberá controlar con regularidad la presencia de pulgones en la planta y el recipiente de la planta y, si se diera el caso, tratarlo de inmediato. Algunos indicios señalan que su planta de Aloe vera no está bien. Las hojas finas y arqueadas hacia abajo pueden significar una escasez de agua de riego y el consumo del agua de la propia planta. Si la mayoría de hojas se mantienen en horizontal en lugar de en vertical, lo más probable es que a la planta le falte luz solar o que los esquejes superen los 15 cm. Éstos últimos le roban fuerza a la planta madre y deben ser eliminados. Si las hojas interiores se doblan, lo más probable es que se ha regado demasiado. Si los extremos de la hoja son demasiados oscuros es que la planta ha recibido demasiado sol después de un período largo sin él. Si aparecen pequeñas manchas oscuras en las hojas, significa que el agua de riego llevaba demasiado fluoruro. Utilice agua de lluvia en lugar de agua del grifo.

Aloe vera en el balcón

Para poder disfrutar de hermosas plantas de Aloe vera hay que seguir los siguientes consejos:

1. Con las plantas perennes de maceta y jardinera, como el Aloe vera, puede transformar cada año su balcón en un oasis con cierto aire exótico. Lo mismo ocurre con las pequeñas superficies con un aloe en una maceta. No se resista a la tentación. De la infinita variedad de recipientes para plantas, escoja uno verdaderamente especial y disfrute de su elección.

Los aloes decorativos son plantas de maceta de sencillos cuidados. Con muy pocas atenciones y los consejos aquí expresados, puede tenerse una planta de Aloe vera sin necesidad de tener grandes conocimientos sobre el cuidado de plantas.

2. Con una planta de aloe de tamaño grande puede estructurar fabulosamente su balcón, puesto que su peculiar forma arquitectónica hace de ella una verdadera escultura viviente.

3. El aloe combina muy bien con otras plantas suculentas, como por ejemplo el agave. Igualmente adecuada resulta su combinación con plantas de maceta con flor o sin flor como las yucas, los dragos, las palmeras, los limoneros, las adelfas, los hibiscos y las azucenas rojas.

4. Después de los denominados «santos de las heladas» o «semana de los barbudos» y a partir de mediados de mayo, el peligro de heladas se disipa y el aloe, muy sensible a las heladas, puede establecer sus cuarteles de verano en el balcón.

5. Los aloes son plantas de maceta de cuidados sencillos. Por tanto, no es necesario tener buena mano con las plantas. Basta con situarlas en un lugar luminoso, al tiempo que se las protege del sol abrasador.

6. El que tiene un aloe sabe que, en lo que se refiere a los descuidos a la hora de regarla y abonarla, esta planta lo perdona casi todo. Al fin y al cabo, el aloe procede de regiones desérticas y ha aprendido a lidiar con largas épocas de sequía y lluvias repentinas. Sólo se debe regar cuando la tierra esté seca. No se debe inundar jamás la tierra; de lo contrario se debe dar tiempo a la planta para que absorba el agua. No utilice agua del grifo directamente para regar, déjela reposar un poco en una jarra.

7. En días soleados o de altas temperaturas, se deben rociar las hojas del Aloe vera con agua templada al menos una vez al día. De este modo conserva su color verde brillante.

8. A pleno sol y como a cualquier planta, no se la debe rociar con agua, y siempre se debe utilizar agua blanda; de lo contrario la cal puede dejar feas manchas blancas en las hojas. Además, las gotas de agua ac-

túan como vidrios de aumento y pueden causar quemaduras en la planta.

9. Para que su aloe de balcón no termine infectado de parásitos, debe revisar regularmente la planta.
10. En caso de que las fuertes lluvias de tormenta o el granizo hayan afectado a la planta, debe eliminar las partes dañadas para salvar las partes sanas de enfermedades producidas por hongos.
11. Si la tierra de la maceta se empieza a compactar, ésta se debe airear y eliminar las flores y hojas que se hayan podido caer.

El verde brillante del Aloe vera es el acompañante ideal para todo tipos de tonos de madera natural. Además, es una planta lo suficientemente atractiva como para poder llenar el espacio del balcón por sí sola. Causa un gran efecto en la mayoría de casos, tanto si las agrupa con plantas de flor o de distintos tamaños.

12. El Aloe vera es muy sensible al frío; es por ello que tan pronto como hagan su aparición las primeras heladas, se debe entrar la planta en casa.
13. Si se quiere utilizar el aloe de balcón con fines cosméticos, medicinales o culinarios, se deben adquirir varios ejemplares, dado que, cuando se cortan muchas hojas de la misma planta, ésta suele perder sus propiedades.
14. Se debe tener cuidado con las hojas terminadas en punta y afiladas; sobre todo con los niños que juegan en el balcón.
15. Si quiere alargar las propiedades del aloe, pueden transplantar los pequeños brotes que cada año forma la planta en una mezcla de tierra y arena, pues ésta

hace más porosa la tierra y permite el paso de oxígeno a las raíces.

16. Si compra su aloe en verano, acostumbre la planta progresivamente al sol y colóquela a la sombra bien iluminada.

El «doctor aloe». Una terapia medicinal

El secreto de su poder curativo

«Curar, calmar y embellecer» debería ser la forma abreviada que define el Aloe vera, que se puede utilizar como un medicamento natural de amplio espectro. Esta austera belleza del desierto nos ofrece un modo sencillo de regenerar nuestra energía y vitalidad. El secreto de sus propiedades curativas reside en la combinación de sus agentes y componentes activos.

Una planta antiquísima para la belleza

En la Alta Edad Media, Hildegarda von Bingen definía el aloe en el libro medicinal *Physica* como un remedio efectivo para la ictericia, las enfermedades gástricas y las migrañas; la caries dental, las úlceras purulentas y las lombrices. De acuerdo a esto, mezclando una parte de aloe con una parte de cal viva y dos partes de yeso y vino agrio, se obtenía una solución oscura que se debía aplicar con una pluma en el lugar afectado por las lombrices. Esta operación debía repetirse durante cinco días. Mezclando una parte de aloe triturado, una tercera parte de mirra y cera fría se obtenía un emplasto que se debía aplicar con un pañuelo en la zona dolorida durante doce días. Actualmente sabemos que el Aloe vera sirve para muchas otras cosas. Una de sus propiedades más destacadas es el fortalecimiento de nuestro organismo, al favorecer su purificación.

En pequeñas y regulares dosis, activa la flora intestinal y el metabolismo, permitiendo una mejor absorción de los alimentos, sobre todo de vitaminas y enzimas. El aloe estimula la secreción de bilis, por lo que acelera y favorece la digestión. El jugo de Aloe vera también puede constituir un remedio en casos agudos de diarrea o flatulencia. El también denominado lirio del desierto contiene sustancias antimicóticas que detienen las infecciones de hongos. El daño que causamos a nuestra flora intestinal mediante una mala alimentación, un consumo excesivo de estimulantes o el estrés del día a día, puede ser reparado por el Aloe vera. Sus agentes activos también intervienen positivamente en todos los procesos de enfermedades relacionadas con inmunodeficiencias. Así pues, desde un punto de vista general, el Aloe vera supone una valiosa aportación en la prevención de la salud, puesto que fortalece nuestro sistema inmunitario mediante la formación de anticuerpos. A aquél que sufra una carencia de vitaminas o minerales, se le aconsejará ingerir aloe.

El aloe reúne las siguientes cualidades: fortalece el sistema inmunitario y el organismo; regenerando nuestra energía y proporcionándonos la vitalidad. También ayuda a combatir y aliviar el dolor; regenera las mucosas y previene las inflamaciones.

Aplicado externamente, calma los pruritos, tiene un suave efecto antiséptico y es eficaz en la curación de úlceras, calambres musculares, picaduras de insectos y quemaduras de todo tipo. Los médicos y los paramédicos coinciden en considerar el Aloe vera un remedio efectivo en el tratamiento de quemaduras solares y lesiones causadas por radiaciones. Además de curar heridas de todo tipo, tiene un efecto cicatrizante, antiinflamatorio, astringente, calmante y sedativo. De este modo, mediante fricciones con el gel de esta planta carnosa y robusta, el aloe ayuda a eliminar pequeñas lesiones cutáneas como cortes, arañazos y ampollas en los pies, además de cicatrices de operaciones. Sus múltiples componentes, a menudo combinado con miel o propóleos, ejercen un efecto recuperador y desinfectante en la piel. El jugo del aloe es apreciado tanto como tónico refrescante o como bálsamo para la piel cansada o seca. El gel de Aloe vera tiene un efecto hidratante y antiinflamatorio; fortalece el tejido conjuntivo y ayuda a combatir la psoriasis. Además, tiene un asombroso efecto rejuvenecedor, puesto que activa la síntesis de la fibra elastina y el colágeno, devolviendo, de este modo, el equilibrio a la piel.

La sinergia de los componentes del aloe

El filete y el jugo de Aloe vera contienen múltiples sustancias vitales: la literatura al respecto habla de al menos 250 componentes descubiertos, aunque no se conocen en su totalidad. Su mecanismo de acción –como ocurre en la naturaleza– reside en la sinergia, la acción combinada y óptima de sus componentes.

Los frutos del trabajo en equipo

La combinación de sus múltiples componentes hace del Aloe vera semejante tesoro para el organismo. Curar, sanar, tonificar, revitalizar: el aloe debe todas estas facultades al trabajo en equipo de sus componentes. Es un producto natural; es por ello que sus ingredientes pueden variar en número y frecuencia. Estos son algunos de sus componentes más importantes:

- **Antraquinonas:** Sustancias con efecto laxante (por ejemplo, la aloína). Sólo se utiliza para la elaboración de fármacos de venta exclusiva en farmacias.

- **Hidratos de carbono:** Influyen favorablemente en el sistema inmunitario (por ejemplo, la aloverosa).
- **Sustancias minerales y oligoelemetos:** cromo, hierro, yodo, potasio, calcio, cobre, magnesio, manganeso, sodio, fósforo, selenio y cinc.
- **Vitaminas:** vitamina A, vitamina B_1, vitamina B_2, Vitamina B_3, vitamina B_{12}, vitamina C, vitamina E, colina, ácido fólico.
- **Enzimas:** Amilasa, lipasa, proteasa, bradiquinasa.
- **Ácidos grasos:** Entre otros la histidina, metionina, fenilalanina, triptófano.
- **Metabolitos secundarios:** Antraglicosidos, ligninas, ácido salicílico, esteroides, taninos, catequina, principios amargos.

Desde tiempos inmemoriales, el Aloe vera ha sido apreciado por su belleza enigmática y sus propiedades terapéuticas legendarias. Con ella se tiene una pequeña farmacia verde en casa. Lo que la hace tan valiosa no son sus extraordinarios componentes por separado, sino su acción conjunta.

Las antraquinonas de efecto laxante

El Aloe vera contiene, como las hojas de sen o la raíz de ruibarbo, las anteriormente mencionadas antraquinonas. Se trata de sustancias de fuerte efecto laxante que pueden llegar a irritar la piel y las mucosas. La antraquinona del Aloe vera es el jugo amarillo y amargo que se desprende la hoja al cortarla: la aloína contenida en el borde de la hoja. Tiene un olor intenso y un sabor amargo. De la aloína deshidratada se obtiene un fármaco de fuerte efecto laxante sujeto a la ley de medicamentos. Nada la hace merecedora de figurar en los suplementos dietéticos o en las materias primas de aloe utilizado con fines cosméticos.

Hidratos de carbono para obtener energía

En su uso interno, los hidratos de carbono que contiene el Aloe vera constituyen una fuente de energía sobre todo para el cerebro y el sistema nervioso. En su uso externo, el aloe actúa como cicatrizante de heridas, antiinflamatorio, hidratante y regenerador celular. Lo que los mayas denominaban «guardián de la salud» es el máximo responsable del efecto terapéutico del *Aloe vera barbadensis Miller:* la aloverosa (también llamada acemannan por algunos fabricantes). Esta molécula de azúcar fortalece nuestro sistema inmunitario. Está disponible en formas similares a la raíz de ginseng o el hongo shiitake. Los productos de calidad de Aloe vera contienen una alta proporción de aloverosa.

Sales minerales para la salud

Las sales minerales son sustancias esenciales que sólo se pueden obtener mediante la alimentación. De acuerdo a su presencia cuantitativa en el cuerpo y nuestra necesidad de ellas, las dividimos entre oligoelementos y nutrientes. Éstas desempeñan muchas funciones: regulan el balance hídrico: intervienen en la formación de estructuras orgánicas como los huesos y los dientes y en la activación de las enzimas, microsustancias nutritivas esenciales para un fuerte sistema inmunológico. En un trozo de Aloe vera están todas ellas representadas. Si nos falta cromo, nos sentimos cansados y sin energía, puesto que éste interviene en el metabolismo de los azúcares. Además, ayuda a prevenir la diabetes. El oligoelemento por excelencia es el hierro. Como componente del pigmento rojo de la sangre, la hemoglobina, resulta indispensable en el transporte de oxígeno en la sangre de los pulmones a los órganos y tejidos. Si nos falta hierro, este proceso no se efectúa correctamente y podemos experimentar síntomas de cansancio y seremos más propensos a contraer enfermedades infecciosas.

Actualmente, un gran número de científicos se han entregado al estudio de las propiedades terapéuticas del Aloe vera. Aunque todavía se está lejos de poder identificar todas sus sustancias activas.

El que sufre un déficit de hierro suele tener el cabello opaco y erizado. Las uñas en forma de cuchara, débiles y quebradizas; la piel inflamada y las comisuras labiales agrietadas pueden ser indicadores de que nuestro equilibrio de hierro no es el adecuado. Las glándulas necesitan yodo para la tiroides produzca hormonas. El calcio es vital para nuestro equilibrio ácido-básico e hídrico y nuestras funciones nerviosas, además del corazón y los músculos. También tiene un papel fundamental en el metabolismo de las células nerviosas y musculares. El calcio es una sustancia nutritiva mineral que fortalece los huesos y previene la osteoporosis. Su acción en el metabolismo de los músculos y los nervios; en la activación de las enzimas y la coagulación de la sangre es imprescindible. El calcio también tiene un papel fundamental en la curación de heridas y la coagulación de la sangre. La piel sensible y agrietada, los eccemas, las uñas quebradizas y la caída del pelo pueden ser indicadores de un estado carencial de calcio. Al calcio también se le suele adjudicar propiedades antialérgicas.

Oligoelementos esenciales

El cobre es un oligoelemento que, como componente de muchas enzimas, tiene un importancia fundamental para la piel. Fortalece el sistema inmunológico, previene las inflamaciones, vela por el estado de nuestra piel y es necesario para el metabolismo del colágeno y la elastina en el tejido conjuntivo.

El magnesio es un elemento de alto rendimiento que participa en el metabolismo de casi 300 enzimas. Constituye un escudo protector antiestrés, y es importante para la contracción de los músculos y el correcto funcionamiento de nervios y músculos. El magnesio también tiene una parte activa en el buen funcionamiento de las paredes celulares. Los trastornos circulatorios derivados de una falta de magnesio aceleran el envejecimiento de la piel, que adquiere una apariencia cansada y opaca.

El manganeso es un oligoelemento esencial en la formación del tejido óseo y cartilaginoso. Activa las enzimas mediante la producción de colágeno y de complejos de proteínas y polisacáridos: sustancias de soporte y elemento proteicos en los tejidos conjuntivos y en la piel.

El sodio constituye un elemento esencial para nuestro equilibrio ácido-base y los nervios. Junto con el potasio y el cloro (en forma de cloruro), regula el balance hídrico del cuerpo y desempeña un papel fundamental en el mantenimiento de la presión sanguínea. Nuestro organismo necesita fósforo para la formación de los huesos y la obtención y el procesamiento de energía. Los compuestos de fósforo son, además, elementos constitutivos de las paredes celulares y los genes de las células.

El selenio tiene un efecto antioxidante y participa en la neutralización de los radicales libres. También activa los fagocitos y las células k, que se encargan de reducir a los intrusos. Un déficit de selenio nos hace más sensibles a las infecciones. El cinc es un elemento constitutivo de muchas enzimas del metabolismo de proteínas e importante para el sistema inmunológico. Tiene un efecto antioxidante y protege las células auxiliares T. La falta de este oligoelemento puede derivar en trastornos del crecimiento, retrasos en la cicatrización de heridas y alteraciones en la piel, el pelo y las uñas. Una falta grave de cinc puede repercutir en erupciones cutáneas, eccemas e infecciones fúngicas de la piel. También son frecuentes la caída del cabello y las uñas quebradizas y con manchas.

Vitaminas esenciales

Como las sales minerales, las vitaminas son sustancias esenciales para nuestro metabolismo: sin ellas nada funciona. Las vitaminas son necesarias para nuestro organismo y el Aloe vera es rico en ellas. La vitamina A (retinol/provitamina A) es la clásica «vitamina de los ojos y de la piel». Previene la falta de humedad en la piel y las membranas mucosas, además de proteger contra infecciones. Por otra parte, la vitamina A estabiliza las paredes celulares y controla su permeabilidad en los intercambios metabólicos. La vitamina B_1 (tiamina) es fundamental para el correcto funcionamiento de los músculos y los nervios. Esta vitamina actúa cuando nuestro organismo (en concreto la piel) obtiene energía de los carbohidratos. Una falta de vitamina B_1 puede causar edemas o pequeñas ampollas. La vitamina B_2 (riboflavina) desempeña un papel importante en el metabolismo de los hidratos de carbono. También interviene en la formación de ácidos grasos y proteínas, y protege la cubierta de las células nerviosas. El metabolismo de la córnea y del cristalino también requiere vitamina B_2.

El déficit de esta vitamina suele causar alteraciones inflamatorias en la piel que recuerdan a eccemas. En la zona entre la nariz y la boca, en el surco labionasal, la piel adquiere un aspecto graso y escamado. Esta vitamina tiene propiedades antiinflamatorias y calmantes. Nuestro organismo necesita la vitamina B_3 (niacina) en la obtención de energía de los hidratos de carbonos procedentes de grasas y de proteínas. Un déficit importante de vitamina B_3, combinado con una falta de vitamina B_2, B_6 y ácido fólico, puede causar pelagra (piel áspera). La vitamina B_6 (piridoxina) también es responsable de los procesos de formación y conversión de aminoácidos, de los que el organismo reúne proteínas para su estructura y función. Esta vitamina también resulta fundamental para la producción de hemoglobinas, los pigmentos rojos de la sangre, y para el sistema nervioso e inmunitario.

Nuestro organismo no puede producir sales minerales y oligoelementos, y debe proveerse de ellos mediante la ingesta de alimentos. Estos son indispensables para nuestro bienestar físico y psíquico.

La vitamina B_{12} es también indispensable para las células nerviosas y el metabolismo. Es importante en la etapa de crecimiento, constituye una importante fuente de energía y posibilita el correcto funcionamiento del sistema nervioso e inmunológico. Una alimentación estrictamente vegetariana, sin productos animales, puede conducir a su carencia. Con sus propiedades antioxidantes e inmunológicas, se puede considerar la vitamina C (ácido ascórbico) un auténtico multitalento. Activa y regula el metabolismo; interviene en la formación del tejido conjuntivo, los cartílagos, huesos y dientes; favorece la absorción y el procesamiento de hierro. Además, la vitamina C previene la oxidación de la

LDL. La principal función de la vitamina E (tocoferol) es la protección de los compuestos oxidantes del oxígeno. También vela por el correcto funcionamiento de los nervios, los músculos y la sangre. Empleada externamente, previene los signos de desgaste de la piel y favorece su hidratación.

Además de constituir una sustancia vital para el metabolismo de las grasas, la colina es uno de los complejos de vitamina B más utilizado. Ayuda a controlar los niveles de colesterol y es importante para el sistema nervioso y el cerebro. El ácido fólico es necesario para la división celular e interviene, junto con la vitamina B_{12}, en la maduración de los glóbulos rojos. En combinación con las vitaminas B_6 y B_{12}, el ácido fólico ayuda a combatir una proteína peligrosa de la sangre (homocisteína), que constituye un factor de riesgo en las enfermedades del sistema cardiocirculatorio. Palidez, bajo rendimiento corporal, falta de memoria y depresiones podrían ser los primeros síntomas de una falta de ácido fólico.

Las enzimas como catalizadores

Las encimas son necesarios para casi todas las reacciones metabólicas de nuestro organismo. Las enzimas del Aloe vera transforman las sustancias nutritivas en energía y componentes celulares; neutralizan las sustancias tóxicas del medio ambiente que se filtran en nuestro organismo; intervienen en la curación de heridas y son vitales en la lucha contra las enfermedades. Gracias a sus enzimas y la producción de anticuerpos, el aloe protege nuestro sistema inmunológico. Sus enzimas más conocidas actúan sobre todo en el intestino, mejorando la absorción y descomposición de los alimentos en nuestro organismo. La amilasa (descompone los hidratos de carbono), la lipasa (descompone las grasas) y la proteasa (descompone las proteínas) son enzimas digestivas. La bradiquinasa del interior de las hojas de Aloe vera tiene propiedades calmantes, digestivas, analgésicas y cicatrizantes. Además, estimula el sistema inmunológico. El colesterol, el campesterol y el beta-sistosterol son ácidos grasos antiinflamatorios y los responsables de que el Aloe vera sea tan efectivo en el tratamiento de quemaduras, lesiones cutáneas, reacciones alérgicas y todos los procesos inflamatorios que tienen lugar en el organismo. El aloe también regula la digestión y ayuda a combatir enfermedades fúngicas, gracias la actuación desinfectante del agente activo beta-sitosterol en la totalidad del organismo, e influye favorablemente en los niveles de grasa en la sangre.

Grasas y aminoácidos esenciales

A partir de los aminoácidos, nuestro organismo produce proteínas que son esenciales para la constitución de músculos, órganos, cartílagos, piel, cabello, uñas e importantes procesos metabólicos de nuestro cuerpo. El cuerpo humano puede producir muchos aminoácidos a partir del azúcar y otras sustancias presentes en los alimentos; aunque no se trata de aminoácidos esenciales. De forma similar a las vitaminas, éstos deben ser adquiridos mediante la alimentación. Esta veintena de aminoácidos se denominan esenciales y están presentes en el Aloe vera. Estos son algunos de los más importantes: la histidina interviene en la formación de los glóbulos rojos y blancos, disminuye la presión arterial y aumenta la producción de ácidos en el estómago. La metionina es fundamental para la desintoxicación del hígado y los riñones. La glándula tiroides necesita fenalanina para producir tiroxina, su hormona más importante. Además, ayuda a combatir los trastornos de la memoria, las depresiones y las migrañas. El triptófano es el precursor biológico de la serotonina, la hormona de la felicidad, responsable de la biosíntesis de la melatonina, la hormona del sueño. Además de esto, el triptófano permite la formación de ácido nicotínico.

Metabolitos secundarios de las plantas

Todos aquellos componentes que una planta produce como anticuerpos contra los parásitos y las enfermedades, así como reguladores del crecimiento tales como el sabor, el aroma y el color, se consideran metabolismos secundarios. A pesar de que se encuentran en pequeñas cantidades, tienen propiedades antioxidantes, es decir, proporcionan protección contra los radicales libres que dañan las células privándolas de oxígeno y reducen el riesgo de cáncer. También protegen de las invasiones fúngicas, bacteriológicas y víricas, y actúan como potenciadores del sistema inmunológico. Estos son algunos de los componentes vegetales secundarios que el Aloe vera pone a la disposición de nuestra salud: los antraglicósidos que, como la aloína, están contenidos en la corteza de la hoja de aloe, tienen propiedades bacterianas y laxantes.

Los enzimas actúan como catalizadores de nuestro organismo. Cada uno cumple una función distinta en la descomposición de los alimentos. Se han contabilizado quince enzimas distintos en la composición del Aloe vera.

La lignina, como sustancia de lastre, favorece la digestión. El ácido salicílico es una sustancia calmante y antiinflamatoria natural. Los esteroides, también antiinflamatorios, y las prostaglandinas, muy similares a las hormonas, participan en un gran número de procesos metabólicos del organismo. Los taninos (sustancias curtientes) detienen las inflamaciones y las infecciones, y son los responsables de que los poros de la piel del Aloe vera se cierren en las heridas. Las catequinas son unos flavonoides antibacterianos, antiinflamatorios y regulan la tensión arterial. Los principios amargos aumentan la secreción biliar de los jugos gástricos. Se encuentran en la corteza de la planta y, en pequeñas cantidades, también en el gel.

El «doctor aloe» en el tratamiento de afecciones

El que descubre por primera vez el Aloe vera, no puede prescindir de su poder curativo. A continuación podrá informarse de distintas formas de tratar, interna y externamente, afecciones o enfermedades con la hoja fresca de Aloe vera, el gel o el jugo de esta planta. Ante síntomas confusos, consulte inmediatamente a un médico.

Trastorno

Abcesos

Aplicación

- Uno o dos centímetros de hoja fresca de Aloe vera
- Dos o tres gotas de aceite de caléndula

Tratamiento

Las bacterias son las causantes de las acumulaciones de pus que pueden desembocar en un absceso. Un absceso agudo presenta los mismos síntomas que una inflamación: hinchazón, enrojecimiento, dolor e irritación. Si el tejido infectado que recubre la cavidad del absceso es muy delgado, éste puede llegar a supurar. Desinféctese las manos y la zona del absceso. Añada dos o tres gotas de aceite de caléndula antiinflamatorio a la hoja de Aloe vera. Frote la infección suavemente con la hoja dos veces al día.

El aceite de caléndula rojo amarillento tiene varias aplicaciones en el tratamiento de heridas mal cicatrizadas o quemaduras, varices, acné y pieles secas, irritadas o muy sensibles.

Trastorno

Acidosis

Aplicación

- 500 ml de jugo de hoja fresca de Aloe vera una vez al día

Tratamiento

Si se altera el valor del pH de nuestro organismo en lo que respecta a los ácidos, el cuerpo sufre una saturación de éstos y las enfermedades se manifiestan con mayor facilidad. Los niveles de ácidos en la orina se pueden establecer con un test de venta en farmacias. El valor óptimo en la orina matutina se sitúa entre los 6,2 y 6,5. Cuanto más bajo es el valor del pH, más ácida es la orina. Si se padece acidosis, se deberá incrementar el consumo de fruta y verdura fresca y limitar el consumo de acidificantes como el café, el pescado o la carne. Como complemento, consuma 500 ml de jugo de hoja fresca de Aloe vera al día, repartido en varias dosis, durante dos meses.

Trastorno

Acné

Aplicación

- Una o dos hojas frescas de Aloe vera
- Dos o tres gotas de aceite de caléndula
- Compresas empapadas de jugo de Aloe vera
- 30 ml de jugo de Aloe vera dos o tres veces al día

Tratamiento

El acné no es sólo cosa de jóvenes; cada vez son más los adultos que tienen acné. A menudo, los culpables son las alteraciones hormonales, factores ambientales, estrés o los cosméticos mal empleados. Un incremento en la producción de grasa o una cornificación excesiva pueden conducir a la obstrucción de la salida de la grasa en la superficie de la piel. Entonces se originan pústulas, granillos o nódulos purulentos similares. Lavar las zonas afectadas por la mañana y la noche con agua tibia. Añada unas gotas de aceite de caléndula a la hoja fresca de Aloe vera y aplíquesela en la piel. Para conseguir una compresa, utilice un disco de algodón empapado en jugo de Aloe vera, aplíquelo en las zonas afectadas y deje actuar durante diez minutos. Asimismo, para estabilizar el metabolismo y el intestino, tome 30 ml de jugo de Aloe vera dos o tres veces al día.

Trastorno

Afecciones de la vejez

Aplicación

- 25 ml de jugo de Aloe vera dos veces al día

Tratamiento

Si quiere conservar la juventud y vitalidad una vez alcanzada una edad madura, debería recurrir al uso interno del Aloe vera. El Aloe vera tiene un efecto positivo en el sistema cardiocirculatorio y la digestión, y estabiliza las defensas. 25 ml de jugo de Aloe vera diluido en un vaso de agua o zumo de fruta una vez al día puede compensar un déficit alimentario, fortalecer el cuerpo o descubrirnos nuevos placeres. Esta dosis puede incrementarse a 30 ml dos veces al día. Cuanto antes empiece con esta sencilla cura antienvejecimiento, más efectiva será.

Trastorno

Afecciones estomacales e intestinales

Aplicación

- Tres dosis diarias de 20 ml de jugo de Aloe vera
- 20 ml de elixir o amargo sueco

Tratamiento

Sensación de plenitud, ardor de estómago o ventosidades. Además del estrés y una mala alimentación, el responsable de estos problemas es nuestro tracto digestivo. Si bien no se trata de una enfermedad mortal, puede perjudicar seriamente nuestra calidad de vida. Procure evitar las comidas copiosas, el café y el alcohol. Consuma más alimentos con fibra. Tome tres dosis diarias de 20 ml de jugo de Aloe vera. Otra alternativa es cortar en dados el gel de Aloe vera de un trozo de hoja y mezclarlos con la comida. Además, también puede tomar un vasito de amargo sueco con aloe después de la comida.

Trastorno

Alergias

Aplicación

- 20 ml de jugo de Aloe vera dos veces al día

Tratamiento

Sólo una pequeña cantidad de sustancias alérgenas son susceptibles de causar en las personas alérgicas ataques, asma u irritación en los ojos; o provocar en determinadas zonas de la piel escozor, rojeces, hinchazones y mucosidad. Con el Aloe vera, su organismo aprende a regular las reacciones inmunes innecesarias. Con este fin debe tomar durante varios meses jugo de Aloe vera como complemento alimenticio: al menos 20 ml dos veces al día. Tan pronto como la incidencia de reacciones alérgicas haya mejorado, reduzca la dosis a 15 ml. La piel irritada también puede calmarse y refrescarse con compresas empapadas en jugo de Aloe vera.

En las alergias, el Aloe vera ayuda a reestabilizar el sistema inmune, puesto que sus ácidos grasos se unen y pueden incrementar la tolerancia de recepción de alérgenos.

Trastorno

Eccemas

Aplicación

- Hoja fresca de Aloe vera con dos o tres gotas de aceite de comino negro

- Tres meses dos tomas diarias de 15 ml de jugo de Aloe vera

Tratamiento

Lo que universalmente se ha definido como una inflamación de la piel, puede llegarle a amargar la vida a más de uno: el eccema. La piel se reseca, experimenta un intenso picor y aparecen manchas, pápulas, pústulas, escamas o ampollas. En la mayoría de casos, los eccemas suelen estar causados por un trastorno metabólico tal como una contaminación tóxica del cuerpo, y son de larga duración. En este caso, el efecto desinfectante del aloe, así como su papel como regulador del hígado y el intestino, además de estimulante del metabolismo, puede resultar de gran ayuda.

Trastorno

Cansancio y fatiga

Aplicación

- 20 ml de jugo de Aloe vera tres veces al día

Tratamiento

¿Se siente débil y cansado? A menudo, el agotamiento se convierte en una constante de nuestro día a día. Las numerosas responsabilidades que acarrea la familia, el trabajo, el estrés; todas estas actividades agotan nuestras reservas de energía. Si el cansancio corporal y anímico persiste durante seis meses, se debe acudir a un médico para descartar otras enfermedades como posibles causantes de dichos síntomas. Si no es así, puede usted tomar 30 ml diarios de jugo de Aloe vera para recuperar las fuerzas. Como complemento, refrésquese y aplique a su cutis una hoja fresca de Aloe vera con dos o tres gotas de aceite de jojoba.

Trastorno

Cicatrices

Aplicación

- 20 ml de gel de hoja fresca de Aloe vera
- 20 ml de pulpa de aguacate
- 60 ml de gel de hoja fresca de Aloe vera
- 10 ml de aceite de avellana
- 20 ml de gel de hoja fresca de Aloe vera

Tratamiento

El tejido de las cicatrices es menos elástico y resistente que el del resto de la piel. Las cicatrices adquieren un color claro cuando existe una carencia de melanocitos, necesarios para el pigmento de la piel. Para conseguir que la cicatriz adquiera el color natural y que sea más elástica y fina, efectúe un masaje varias veces al día en la zona dañada con 20 ml de gel de Aloe vera. Para evitar que se forme una cicatriz en una herida, mezcle 20 ml de pulpa de un aguacate maduro con 60 ml de gel de Aloe vera y aplique el ungüento en la herida varias veces al día. Para las cicatrices dolorosas y sensibles a los cambios de clima, aplique mediante un suave masaje un bálsamo de 10 ml de aceite de avellana con 20 ml de gel de Aloe vera. La piel gana en elasticidad y se suavizan los endurecimientos.

Trastorno

Congelación

Aplicación

- 20 ml de aceite de aguacate
- 40 ml de gel de hoja fresca de Aloe vera

Tratamiento

La exposición continua de los dedos, la nariz, las orejas o las mejillas al frío puede causar daños en su piel o en las capas más profundas. También se pueden dar casos de congelaciones, a pesar de que no sea época de heladas. Las temperaturas por debajo de los cero grados en combinación con la humedad, el viento y la ropa húmeda puede causar la pérdida de calor de ciertas partes del cuerpo. Los primeros síntomas de congelación se dan cuando la piel adquiere un color blanco grisáceo, se vuelve insensible y, al exponerla al calor, escuece o empieza a quemar. Con 20 ml de aceite de aguacate y 40 ml de gel de la hoja fresca de aloe se obtiene un bálsamo curativo que se debe aplicar varias veces al día en la zona afectada. Procure frotar la piel suavemente para no dañarla. Sólo debe utilizar este bálsamo un día.

Trastorno

Estrías del embarazo

Aplicación

- Hoja fresca de Aloe vera de uno o dos centímetros con una o dos gotas de aceite de avellana

Tratamiento

Los cambios hormonales destensan el tejido conjuntivo de las futuras madres para que la pared abdominal se pueda dilatar. En este proceso, las fibras elástica de las piel se ven forzadas, pudiendo originar la aparición de estrías en el estómago, muslo, glúteos y pecho. Tras el parto, éstas permanecen en la piel, primero adquieren un color violáceo, y luego blancuzco. Aplíquese en las zonas afectadas un trozo de hoja fresca de Aloe vera de uno o dos centímetros con dos o tres gotas de aceite de avellana por las mañanas. Frote suavemente con la hoja las estrías del embarazo para que adquieran el mismo color de la piel y pasen desapercibidas.

Directamente de la naturaleza para reforzar nuestros puntos débiles; así es el Aloe vera. Usado externa e internamente, se trata de un remedio muy versátil.

Trastorno

Gastritis

Aplicación

- 30 ml de jugo de Aloe vera tres veces al día

Tratamiento

Pesadez de estómago, sensación de plenitud, dolor de estómago, náuseas y eructos agrios después de comer son los síntomas de la gastritis. Procure reducir lo máximo posible o evitar por completo el alcohol, el café, los platos picantes y los cigarrillos. Reparta la comida en más raciones de menor cantidad e ingiera alimentos de fácil digestión como verduras, fruta o platos cocinados a la plancha. Siempre que le apetezca, puede enriquecer los yogures, el muesli o similares con un trocito de Aloe vera. Tome, además, 30 ml de jugo de Aloe vera al día.

Trastorno

Gota

Aplicación

- 25 ml de jugo de Aloe vera tres veces al día

Tratamiento

La gota es un trastorno metabólico relacionado con la alimentación. Debido a un alto nivel de ácido úrico, los cristales de ácido úrico se acumulan en el tejido conjuntivo, dando lugar a dolorosas inflamaciones. El remedio: poca carne y alcohol, y mucha fruta, verdura y productos integrales. El Aloe vera alivia el dolor y favorece el retroceso de la enfermedad. Para ello, tome tres veces al día 25 ml de jugo de Aloe vera. Un modo efectivo de tratar los dolores en las articulaciones es con el gel de hoja fresca de Aloe vera por la mañana y la noche. Una compresa con su jugo resulta de gran ayuda en los ataques agudos de gota.

Trastorno

Gripe

Aplicación

- Dos tomas de 20 ml al día de jugo o gel de Aloe vera

Tratamiento

La gripe es una enfermedad infecciosa de las vías respiratorias causada, en la mayoría de casos por un virus. Es una enfermedad que se ha de tomar en serio ya que puede desenbocar en serias complicaciones como neumonía. Normalmente, viene acompañada de un comienzo súbito de fiebre, dolores en los miembros y sensación de cansancio. Acuda a su médico de cabecera si estos síntomas no han desaparecido en el espacio de dos días. El Aloe acelera el proceso de curación: tome dos dosis diarias de 20 ml de jugo o gel de Aloe vera.

Trastorno

Hemorroides

Aplicación

- Trozo de gel de hoja fresca de Aloe vera en forma de supositorio

Tratamiento

Si siente picor, irritación o dolor en el ano, puede que las culpables sean las hemorroides. Se trata de irritaciones en las venas, similares a las varices, en el conducto anal y el ano. Como consecuencia, se inflaman los tejidos y se dificulta la evacuación fecal. La principal causa de las hemorroides suele ser una debilidad genética del tejido conjuntivo, pero también puede deberse a un estreñimiento crónico por una alimentación pobre en fibra; la falta de una ingesta adecuada de líquidos; una vida sedentaria; el sobrepeso o la falta de ejercicio. Los trozos de gel de Aloe vera cortados en forma de supositorio proporcionan un gran alivio. Antes de acostarse, se deben introducir en conducto fecal.

El aceite de melaleuca es un líquido incoloro, y va de translúcido a amarillo pálido. Desprende un olor característico a medicina, sin ser desagradable, que recuerda vagamente al eucalipto. En Australia es conocido desde hace miles de años y utilizado como remedio antiquísimo por las propiedades germicidas de la penicilina.

Trastorno

Hongos

Aplicación

- 100 ml de gel de Aloe vera
- 500 ml de agua caliente con dos o tres gotas de aceite de melaleuca

Tratamiento

Ahí donde llegue el hombre, habrá hongos. Las duchas de piscinas, las saunas o los vestuarios ofrecen las condiciones de vida óptimas para los hongos. No es de sorprender, entonces, que los hongos sean una de las enfermedades cutáneas más habituales. Antes de acudir a un dermatólogo, pruebe a poner en práctica el efecto antimicótico del Aloe vera con estos intrusos. Mezcle 100 ml de gel de Aloe vera con 500 ml de agua caliente y dos o tres gotas de aceite de melaleuca. Bañe sus pies en esta solución una vez al día durante 15 minutos. Como tratamiento complementario, trate las zonas afectadas con gel de hoja fresca de Aloe vera.

Trastorno

Inflamación de la mucosa bucal

Aplicación

- «Masticar» tres veces al día 15 ml de jugo de Aloe vera

Tratamiento

Todo el mundo sabe lo dolorosas que son las inflamaciones en la boca. Sus causas pueden ser varias: problemas dentales, sensibilidad al frío o al calor, falta de higiene bucal, virus, hongos y bacterias o bajas defensas corporales. Tome tres veces al día 15 ml de jugo de Aloe vera y enjuáguese la boca durante 30 minutos con él antes de tragarlo. Es entonces cuando se pone en marcha su efecto regenerador de las mucosas. También puede ejercer directamente un suave masaje en la mucosa bucal con un trozo de hoja fresca de Aloe vera. Con el sistema inmunológico reforzado y la flora bucal intacta, el mal aliento, las bacterias y y los gérmenes no tienen nada que hacer.

La inflamación de la mucosa bucal se manifiesta con dolores, hinchazones, rojeces, sensación de quemazón o encías sangrantes. Es en este tipo de afecciones donde más se valora el efecto cicatrizante y antiséptico del aloe.

Indicación

Menopausia

Aplicación

- 15 ml de jugo de Aloe vera tres veces al día
- Supositorio vaginal

Tratamiento

Durante la menopausia los ovarios producen menos hormonas sexuales. Esto puede provocar, entre otras cosas, un mayor sequedad de la mucosa, sobre todo de la mucosa vaginal. Por lo general, la producción de fluido vaginal se puede ver interrumpido por agentes patógenos. Cuanto más sequedad, mayor es la propensión a padecerlos. Para conservar la función protectora del fluido vaginal, tome tres veces al día 15 ml de jugo de Aloe vera. Para una regeneración nocturna, corte también de un trozo de gel de la hoja fresca un supositorio vaginal y aplíqueselo por las noches.

Trastorno

Molestias de la menstruación

Aplicación

- 25 ml de jugo de Aloe vera dos veces al día

Tratamiento

Periodos menstruales irregulares, dolores intensos y pinchazos en el hipogastrio: para muchas mujeres el periodo es un momento temido y molesto. Una vida equilibrada, la relajación y el ejercicio en combinación con jugo de Aloe vera actúan como preventivo. Tome dos veces al día 25 ml de jugo de aloe, puesto que el aloe regula el metabolismo del organismo, tiene una influencia positiva en la regeneración de la mucosa interna y en la producción cíclica de las hormonas de estrógeno y progesterona. Durante el periodo, sea un poco egoísta y anteponga su necesidad de tranquilidad a sus responsabilidades.

Los dolores menstruales pueden perjudicar la calidad de vida de muchas mujeres. El aloe puede ayudar a atenuarlos. A pesar de que los dolores sean intensos, debe hacer el esfuerzo de mantener el cuerpo en actividad, puesto que el movimiento favorece la circulación sanguínea en el abdomen y actúa, por lo tanto, como relajante y calmante.

Trastorno

Neuralgia

Aplicación

- De dos a tres centímetros de hoja fresca de Aloe vera

Tratamiento

Hipersensibilidad, dolores punzantes constantes o intermitentes: la neuralgia puede perjudicar seriamente nuestra calidad de vida. El factor desencadenante puede ser un virus que (como el herpes) ataca a los nervios o una sustancia tóxica como el alcohol. Otras posibles causas pueden ser heridas, carencia de vitaminas, lesiones nerviosas o músculos rígidos a causa de una mala postura. Aplique varias veces al día gel puro de Aloe vera en la zona afectada. También puede aplicar directamente un trozo de hoja fresca de dos o tres centímetros de grosor.

El jugo de Aloe vera tiene un sabor muy característico. Aquel que no tolere su naturaleza ácida, puede tomar el jugo diluido. Mézclelo con zumo de fruta (recién exprimido) o agua. Se debe evitar tomar con bebidas calientes, puesto que sus enzimas son sensibles al calor y su efectividad puede verse alterada.

Trastorno

Neurodermatitis

Aplicación

- 10 ml de jugo de Aloe vera una vez al día
- De dos a tres centímetros de hoja fresca de Aloe vera con dos o tres gotas de aceite de comino negro

Tratamiento

Con el nombre de neurodermatitis o eccema atópico se conoce la inflamación crónica de la piel caracterizada por la aparición de rojeces, supuraciones, escamas y escarificaciones. Puede adoptar diferentes formas y cambiar con el tiempo. Debe ser tratada por un dermatólogo. No está demasiado claro cómo se manifiesta. Lo que sí está demostrado es que existe una predisposición hereditaria a la enfermedad que se transmite de padre a hijo. La predisposición a las alergias, los agentes climáticos externos y otros factores físicos también pueden tener algo que ver. Para los pruritos y la piel seca, combine un tratamiento externo e interno de Aloe vera. Empiece tomando 10 ml de jugo de Aloe vera al día. Aumente la dosis a 30 ml 2 veces al día, una vez su organismo tolere bien el jugo. Aplique en los eccemas una hoja fresca de Aloe vera de dos o tres centímetros con dos o tres gotas de aceite de comino negro.

Trastorno

Propensión a las infecciones

Aplicación

- 25 ml de jugo de Aloe vera tres veces al día durante tres meses

Tratamiento

¿Cae usted enfermo cada año cuando llega el frío húmedo? ¿Se ve debilitado su organismo por el estrés o el exceso de trabajo? Entonces debería darle un empujón a su sistema inmunológico. Nuestro sistema inmunológico es un complejo entramado con un papel fundamental en circuitos reguladores y sistemas de órganos en el intestino, el hígado, el sistema linfático, la sangre las hormonas y la circulación de la sangre. Haga una dieta hídrica para protegerse de los ataques de sustancias exógenas, preferiblemente durante un periodo de tres meses. Tome tres veces al día 25 ml de jugo de Aloe vera.

Trastorno

Pruritos

Aplicación

- Uno o dos centímetros de hoja fresca de Aloe vera con dos o tres gotas de aceite de borraja

Tratamiento

Los pruritos pueden perjudicar enormemente el buen estado de salud en general y es un síntoma de que la piel ha entrado en contacto con sustancias nocivas o alérgenas o que las está eliminando. Para calmar el efecto de los pruritos, aplicar a las zonas afectadas el aceite de borraja y extenderlo con un trozo de hoja fresca de Aloe de uno o dos centímetros de grosor. Si el prurito viene acompañado de rojeces o hinchazones, son de gran ayuda las compresas frías: impregne una compresa de algodón en jugo de Aloe vera y aplíquelo durante diez minutos en las zonas afectadas.

Trastorno

Transpiración

Aplicación

- Gel de hoja fresca de Aloe vera de dos o tres centímetros de grueso
- 25 ml de jugo de Aloe vera tres veces al día

Tratamiento

Aquella persona que transpire más de la cuenta, puede aplicarse directamente la hoja fresca de Aloe vera en la axila (atención, el gel puede causar manchas) o utilizar desodorantes o tónicos con Aloe vera. El aloe actúa como un desodorante y refresca sin intervenir en el proceso de eliminación de residuos. En combinación con la ingesta de 25 ml de jugo de Aloe vera tres veces al día, puede prevenir el exceso de transpiración, puesto que influye positivamente en el metabolismo. Lleve prendas de tejidos permeables al aire y absorbentes de la humedad, como por ejemplo de algodón.

El buen aceite de comino negro se produce de semillas egipcias de la planta de *Nigella sativa* o ajenuz. Se trata de un aceite graso, en la mayoría de casos castaño verdoso, con un olor especiado y un sabor penetrante.

Trastorno

Varices

Aplicación

- 20 ml de jugo de Aloe vera dos veces al día
- Un trozo de hoja fresca de Aloe vera con dos o tres gotas de aceite de avellana

Tratamiento

Las varices son el resultado de una flebopatía relacionada la dilatación de las venas. Una debilidad en el tejido conjuntivo en combinación con el hecho de estar de pie o sentado durante mucho tiempo; la falta de ejercicio y el sobrepeso suelen precipitar la formación de varices. Disminuya la presión de las venas corriendo, nadando o yendo en bicicleta, además de hacer unos minutos diarios de ejercicios para las venas. Tome dos veces al día 20 ml de jugo de Aloe vera y añada un trocito de hoja fresca de Aloe en su muesli o yogur. Para aliviar las piernas cansadas, un masaje con la hoja fresca de Aloe vera con dos o tres gotas de aceite de avellana actúa como fortalecedor del tejido conjuntivo.

Para aplicar los componentes del Aloe vera en la piel se necesitan moléculas grasas de las que la planta carece. Son los aceites vegetales naturales quienes se encargan de proporcionarlas.

[illegible] [illegible] [illegible] [illegible] [illegible] que
[illegible] [illegible] [illegible] origen.

Para ampliar [illegible] [illegible] [illegible] [illegible] [illegible] [illegible] [illegible] [illegible] [illegible] [illegible] [illegible] [illegible] [illegible] [illegible] [illegible] [illegible] quienes se [illegible] [illegible] [illegible].

El «doctor aloe». Formas de presentación y aplicación

El Aloe vera está de moda. Desde productos textiles fabricados con esta planta hasta champúes: la variedad de productos de Aloe vera es inabarcable. Para su uso casero y en beneficio de nuestra salud, lo mejor que podemos hacer es utilizar la hoja fresca de la planta o un gel o jugo de Aloe vera de primera calidad, disponibles en tiendas de dietética y herboristerías.

La hoja es la base

La materia prima para los tratamientos externos e internos y los cosméticos caseros con Aloe vera es su hoja. La hoja fresca de aloe debe ser rígida y elástica al tacto, y es preferible que sea de cultivo ecológico controlado. Usada una media de tres veces al día, puede llegar a durar catorce días. Para ello, la hoja debe envolverse en papel de cocina y el lugar del corte con film transparente. En el cajón de las verduras y a una temperatura de diez grados, una hoja de aloe se conserva de cuatro a seis semanas. Se deben evitar las hojas que desprenden olor a resina, ya que es probable que procedan de una plantación de monocultivo. Numerosos experimentos han concluido que el efecto de la hoja fresca entera es mayor que los extractos de Aloe vera envasados, siempre y cuando se haya conservado bien y haya recibido los cuidados correspondientes.

Se obtiene en forma de filete

Si quiere aprovechar todo lo que el aloe ofrece, debe utilizar el gel de la pulpa, el denominado filete de Aloe vera. Sólo la pulpa extraída a mano contiene la totalidad de sus valiosas sustancias. El gel de la planta de Aloe vera está constituido en un 96% por agua. Es transparente y un tanto viscoso. En su proceso de obtención, se debe desechar inmediatamente la corteza y la clorofila para que no entren en contacto con la aloína. Extienda la hoja de Aloe vera sobre un trozo de papel de cocina, hágale un corte transversal desde su extremo más ancho y extraiga un trozo de unos dos centímetros de ancho. A continuación, deje escurrir durante tres minutos la hoja para que se evapore la sustancia amarga, amarillenta y estimulante de la aloína, muy poco beneficiosa para la salud. Después, corte medio centímetro más para asegurarse de que la hoja no contenga aloína. En primer lugar, corte una rodaja de unos dos centímetros de grosor. A continuación, separe con un cuchillo las espinas de los bordes. Corte el trozo resultante por la mitad y a lo largo. A continuación, sostenga el trozo de la cáscara exterior verde y extraiga el gel de la planta, que es incoloro, viscoso e inodoro, que quedará al descubierto. En esta operación asegúrese de que el gel no entra en contacto con la sustancia amarga de la aloína situada debajo de la corteza verde. Cada vez que quiera utilizarla, corte un trozo fino de la hoja para eliminar las partes impregnadas de aloína. El lugar del corte debería envolverse con film transparente o papel de cocina. El filete de hoja de Aloe vera también se puede congelar; sólo tiene que pelar la hoja y cortarlo en porciones individuales que podrá descongelar de acuerdo a sus necesidades.

La hoja fresca de Aloe vera contiene en su interior un masa gelatinosa, y en su parte exterior una robusta corteza que le sirve de protección. Como su clorofila contiene sustancias no aptas para el consumo o su uso terapéutico, debe observar el modo de proceder con las cáscaras que se indica en el texto.

Maceración de Aloe vera

Para su aplicación externa en el cuidado de la piel, se puede macerar el Aloe vera en un aceite natural prensado en frío como por ejemplo el de aceite de melocotón, almendras o jojoba. De este modo, se proporciona al aloe una sustancia portadora para el transporte de sus agentes activos en la piel. Si se trocea el gel con un tenedor previamente bañado en aceite base, se obtiene un macerado de Aloe vera. Se debe preparar siempre en frío y utilizarlo de inmediato.

El jugo de Aloe vera

Su cuerpo puede beneficiarse de los agentes activos curativos del Aloe vera tanto de forma interna, a través de su jugo, como externa, aplicado directamente en la piel. El jugo actúa con rapidez y proporciona un aspecto saludable. Sus propiedades antiinflamatorias lo hacen muy indicado en el tratamiento de las impurezas de la piel y el acné. Al comprar jugo de Aloe vera, asegúrese de que posee las propiedades distintivas de un jugo de calidad: ha de ser puro y sin diluir, sin agua añadida; no ha de contener ácidos cítricos ni sustancias conservantes; elaborado a partir del gel de Aloe vera, no de la hoja entera; tener certificado ecológico y no contener residuos de fertilizantes químicos. Sólo el jugo recién obtenido es el puro jugo de la planta.

Los denominados preparados de Aloe vera tan sólo contienen una pequeña proporción de aloe y no se pueden considerar ningún suplemento dietético. Una vez abierto, debe conservarse en el frigorífico y ser consumido en un plazo de dos semanas.

Además del gel puro del interior de la hoja de Aloe vera, también está disponible el gel concentrado de Aloe vera. Se trata de una sustancia gelatinosa espesando de 10 a 40 veces el jugo de Aloe vera. Está indicado como refrescante después de haber estado expuesto mucho al sol, para la piel cansada y las picaduras de insectos. Froma parte de muchas cremas, lociones y champúes.

La tintura de Aloe vera

Para obtener tintura de Aloe vera, diluya el gel en un 70% de alcohol en la proporción de uno por diez. La tintura sirve como desinfectante bucal o calmante para después del afeitado. Otro modo alternativo de tomar jugo de Aloe vera es mediante cápsulas. Se elaboran por deshidratación y únicamente son recomendables las que llevan pocos aditivos y cuyo filete de la hoja ha sido secado en frío. De lo contrario, se gastará el dinero y tan sólo recibirá una porción de sus agentes activos.

Calidad y tolerancia

Generalmente, el Aloe vera no tiene efectos secundarios. Sin embargo, antes de utilizarlo es imprescindible que se lleve a cabo una prueba de reacción alérgica: Extraiga un poco de gel de una hoja fresca con el dedo y aplíqueselo en el pliegue del codo o detrás de la oreja. Si después de cinco minutos tiene la piel irritada o aparecen pruritos, su piel ha reaccionado alérgicamente. En este caso y para mayor seguridad, deberá renunciar al tratamiento con Aloe vera. Tome Aloe vera en pequeñas cantidades. Una dosis excesiva puede causar afecciones en el estómago, los intestinos o los riñones. También deberían evitar su uso mujeres embarazadas y en época de lactancia, además de las personas que padezcan enfermedades intestinales, la enfermedad de Crohn o colitis ulcerosa.

Duración del tratamiento

¿Cuánto debe durar el tratamiento con Aloe vera? La ingesta recomendada depende del tipo de afección: en el tratamiento del acné, en pocos días se pueden observar mejorías; en el tratamiento de la gota, se necesitan unos meses para empezar a advertir cambios. Si se quiere fortalecer el sistema inmunológico, se debe tomar jugo de aloe durante varias semanas. En el caso de enfermedades crónicas, el jugo de Aloe vera debe tomarse de forma continuada hasta que empiecen a disminuir los síntomas. Si éstos no desaparecen, se debe continuar tomando durante 14 días. Tome el jugo después de las comidas (10 ml, el equivalente a una cuchara) o en un vaso diluido en agua o zumo de frutas. Retenga el jugo en la boca durante diez segundos para que las mucosas lo absorban bien. Jamás mezcle el jugo de Aloe vera con bebidas calientes como el té. **Advertencia:** cuesta un poco acostumbrarse al sabor del gel fresco de Aloe. Si tiene un paladar delicado, mezcle el gel con zumo de frutas o con un yogur.

Debemos abstenernos de adquirir productos con Aloe vera mediante procedimientos de venta directa como la venta a domicilio o en reuniones.

El sello de calidad

Hay tantos fabricantes como productos de Aloe vera en el mercado. Los criterios de calidad que debe tomar en cuenta el consumidor son, entre otros; el método de procesamiento y conservación, el nivel de concentración y los aditivos. El sello IASC (*Internacional Aloe Science Council* - Consejo Científico Internacional del Aloe) no es un sello de calidad, simplemente indica que el producto contiene Aloe vera. Por lo tanto, no establece una proporción mínima. Si quiere estar completamente seguro, debe confiar en el sello de calidad ECO. Junto con el número de control ECO en la etiqueta, se garantiza un producto de calidad ecológica 100%.

Puede comprobar que un 95% de los jugos de Aloe vera con sellos ecológicos proceden de plantaciones ecológicas. A excepción de los ácidos cítricos, tampoco contienen conservantes. Estos son algunos criterios de compra importantes:

1. Un alto porcentaje de Aloe vera en el producto.
2. El cultivo ecológico y la pureza del gel obtenido.

3. A ser posible, evitar comprar productos con concentrados, puesto que la proporción de agua es muy alta y los procedimientos técnicos empleados suelen alterar los componentes del aloe; evitar también aquellos productos con alcohol añadido para su conservación.

Primeros auxilios

Trastorno

Agujetas, inflamación y dolores musculares

Tratamiento

Las agujetas se originan por la microrotura de la musculatura después de actividades físicas intensas o largas a las que no estamos acostumbrados. Un suave masaje en la zona afectada con gel de hoja fresca de Aloe vera y unas gotas de aceite de sésamo negro actúa como antiinflamatorio y calmante. Los deportistas deben tomar dos veces al día 20 ml de jugo de Aloe vera.

Trastorno

Ampollas

Tratamiento

Limpiar la ampolla y perforar por un lado con una aguja esterilizada para extraer el líquido. Aplicar diariamente gel de Aloe vera varias veces al día hasta que se haya curado por completo. Para los pies cansados resulta de gran ayuda un baño de pies de diez minutos en 2,4 l de agua caliente con 100 ml de gel de Aloe vera.

Trastorno

Debilidad

Tratamiento

Diariamente y antes del desayuno, tomar 250 ml de jugo de la hoja fresca de Aloe vera, ya sea puro o diluido en agua o zumo de frutas. Una vez al día, hasta advertir una mejoría, tomar 5 ml de de hierbas suecas en un vaso de agua. Para la mezcla de hierbas suecas (disponible en la farmacia): Añadir 10 g de aloe, raíz de angélica, alcanflor, maná, raíz de ruibarbo, hojas de sen, teriaca veneciana y raíz de zedoaria; 5 g de carlina y mirra y 0,2 g de azafrán con 1,5 litros de jugo de Aloe vera con un 38-80% de destilado de frutas o cereales en una botella de cuello ancho de dos litros. Conservar durante 14 días en un lugar cálido. Agitar diariamente. Cuanto más tiempo se conserve, mayores serán sus virtudes terapéuticas.

Trastorno

Dolor de cabeza

Tratamiento

El estrés y los cambios climáticos y hormonales pueden causar fuertes dolores de cabeza. En casos agudos, aplicar trozos de hoja fresca de aloe o compresas con jugo de Aloe vera en la frente y acostarse. Aplicado internamente; tomar dos dosis diarias de 20 ml de jugo de Aloe vera para disminuir la incidencia de los dolores de cabeza.

Trastorno

Estreñimiento

Tratamiento

En casos de estreñimiento agudo, tomar 50-60 ml de jugo puro o diluido de Aloe vera dos veces al día antes de las comidas. De este modo se normaliza la actividad intestinal.

El Aloe vera se puede utilizar en todo momento y se encuentra fácilmente. Además, no requiere ninguna preparación y se puede utilizar directamente. Para tratar con el «doctor aloe», sólo necesita la hoja fresca, un gel de Aloe vera de calidad o una botella de buen jugo. Cuanto más fresca sea la hoja, mayor será su efecto.

Trastorno

Herpes labial

Tratamiento

Ante la aparición de los primeros síntomas, es decir: ampollas, picores, sensación de quemazón o dolores, aplicar una rodaja gruesa de hoja fresca de Aloe vera en los labios dos veces al día. Humedecer las ampollas de herpes con un bastoncillo de algodón impregnado de jugo de Aloe vera varias veces al día.

Trastorno

Inflamación de las encías

Tratamiento

Después de lavarse los dientes, enjuagarse la boca con jugo de Aloe vera varias veces al día. Para las encías sangrantes, mezclar 20 ml de miel con 5 ml de jugo de Aloe vera y aplicar en las zonas afectadas.

Trastorno

Inflamación de los ojos

Tratamiento

En un lavaojos (se puede comprar en farmacias), depositar 3 ml de jugo de Aloe vera puro con 50 ml de agua templada. De acuerdo a las disposiciones, lavar los ojos abiertos tres veces al día en esta solución hasta que la inflamación haya desaparecido. Mezclar la solución antes de usar.

Trastorno

Otitis

Tratamiento

Para la otitis, aplicar gel o jugo de Aloe vera con un bastoncito de algodón varias veces al día. Dejar actuar durante diez minutos. Como complemento y para fortalecer el sistema inmunológico, tomar dos veces al día 15 ml de jugo de Aloe vera.

Trastorno

Pequeñas heridas

Tratamiento

Los arañazos y las heridas leves sangrantes deben ser tratadas con abundante Aloe vera (gel o el lado interior de la cáscara) durante las primeras 24 horas. Las heridas no sangrantes como hematomas, contusiones o magulladuras se deben tratar con gel de hoja fresca de Aloe vera o gel envasado.

Trastorno

Picaduras y mordeduras de insectos

Tratamiento

Trate las picaduras con gel de Aloe vera o directamente con un trozo de hoja fresca de la planta. Usar también como preventivo en el aire libre untando gel de Aloe vera abundantemente en la piel. Esta medida detiene las plagas.

Sigamos los pasos de nuestras bisabuelas y tengamos nuestra primera planta de primeros auxilios en casa. El Aloe vera es en una pequeña farmacia en sí mismo y puede proporcionar rápidas soluciones a las pequeños accidentes del día a día.

Trastorno

Pústulas

Tratamiento

Limpiarse la cara a diario con jugo de Aloe vera. Aplicar directamente el gel fresco de la hoja en la zona afectada para conseguir un efecto purificador y astringente. A cada nueva incidencia, repetir la operación durante un periodo de dos a tres meses.

Trastorno

Quemaduras leves

Tratamiento

Mezclar la pulpa de un aguacate maduro con gel de Aloe vera en la proporción de uno por tres. Aplicar el ungüento resultante en la piel quemada y dejar actuar.

Trastorno

Quemaduras solares

Tratamiento

El gel o jugo de la hoja fresca de Aloe vera calma y refresca las quemaduras solares en la piel. Para prevenir la formación de ampollas, aplicar diariamente en la quemadura. Un trozo mediano de hoja fresca de aloe con aceite de avellana ofrece un factor de protección 10.

Trastorno

Resfriado

Tratamiento

En casos agudos, tomar 20 ml de jugo de Aloe vera tres veces al día. Para evitar la congestión nasal, untar la apertura nasal con un trozo de hoja fresca de Aloe vera.

Trastorno

Ventosidades

Tratamiento

Tomar tes veces al día 24 ml de jugo de Aloe vera. Como complemento y hasta que se adviertan mejoras, tomar glóbulos de Aloe D6 tres veces al día durante un máximo de seis semanas.

Recetas para la belleza y el bienestar

El papel del Aloe vera en la cosmética y el cuidado de la piel

Nuestra piel es el reflejo de nuestro estado de salud y autoestima. Por ello se la considera espejo del cuerpo y del alma. El Aloe vera actúa como protector, regenerador y revitalizador de la piel. Cuanto más sepamos sobre todo lo que el aloe puede hacer por nuestra piel, mejor la podremos cuidar y mejor nos sentiremos en ella.

Siéntase bien en su piel

El *Cantar de los cantares* de Salomón dice: «Mi amada es un jardín, lleno de hermosas plantas/ sus brotes son un vergel de granadas, con frutos exquisitos:/ alheña con nardos/ nardo y azafrán, caña aromática y canela/ con todos los árboles de incienso, mirra y aloe/ y los mejores perfumes». El aloe es una de las plantas más hermosas de su jardín de amor, y la línea que separa el amor de la belleza es muy fina. Y la belleza y la salud constituyen una unidad indisoluble. Ésta es la mejor prueba de que el *Aloe vera barbadensis Miller* constituye una verdadera maravilla de la diversidad.

Además de tener un efecto positivo en nuestra salud, es beneficioso para la cosmética de la piel.

La piel humana tiene múltiples funciones. Constituye nuestra principal capa protectora contra el mundo exterior; almacena nutrientes y agua, y es un órgano sensorial decisivo: sin los millones de células nerviosas que contiene no podríamos percibir las temperaturas ni percibir el mundo con el tacto. Nuestra piel es el órgano más extenso de nuestro cuerpo. En un adulto cubre una superficie de hasta dos metros cuadrados, y puede llegar a pesar seis kilogramos. Alrededor de dos millones de células de la piel protegen nuestro organismo de los agentes patógenos, los rayos solares, el exceso de calor y la desecación. A través de los poros elimina las sustancias nocivas y absorbe las sustancias nutritivas y el oxígeno.

Los distintos tipos de piel requieren cuidados específicos para la conservación de su estado óptimo y la protección de los influjos adversos. Es por ello que hay que tener en cuenta las necesidades de la piel: de día necesita protección y de noche, se regenera; preferiblemente con la ayuda de algún tratamiento que favorezca este proceso.

De pies a cabeza

La piel humana se regenera gracias a la división celular. Es nuestra oportunidad para borrar las huellas que la vida deja en nuestra piel. ¿Cuál es el secreto de una piel bonita? Unos cuidados adecuados, curas de sueño, una correcta alimentación y ejercicio. ¿Qué tipo de cuidados necesita la piel? Los cuidados ideales para ésta dependen del tipo de piel de cada persona, la edad y el estado de la misma, y debemos diferenciar los cuidados de la piel facial de la corporal. En el ciclo vital de la piel, cada vez que ésta entra en contacto con el agua, pierde humedad. Todo contacto con el medio ambiente es también un deterioro, como por ejemplo la exposición a los rayos del sol, la polución o el frío. Y cuando envejecemos la regeneración de la piel disminuye. Si quiere hacer del Aloe vera un aliado de una piel bella y sana, puede elegir entre los productos cosméticos elaborados con esta planta y las recetas caseras que aquí indicamos. Si son de calidad, los productos con Aloe vera estabilizan la película hidrolíptica de la piel y la protegen de los impactos ambientales dañinos. Lamentablemente, hay muy pocos fabricantes que ofrezcan productos cosméticos con aloe de calidad. En comercios especializados por lo general se pueden adquirir hojas frescas de Aloe vera. Como consumidores, a la hora de comprar cosméticos con Aloe vera debemos tener en cuenta los siguientes puntos:

1. Los productos cosméticos no deben contener agua, sino jugo de Aloe vera puro.
2. La proporción de la preciada aloverosa debe ser preferiblemente alta.
3. La planta de Aloe vera tiene que haber sido cultivada en inmejorables condiciones de crecimiento y haber sido recolectada siguiendo una técnica adecuada.
4. Debe contener aceites vegetales en lugar de aceites minerales.
5. Se tiene que haber utilizado un mínimo número de conservantes.
6. La proporción de Aloe vera figura en la lista de ingredientes y entre las primeras posiciones.

En los productos cosméticos como los geles de ducha o champúes, que se enjuagan rápidamente, no es necesario que la proporción de Aloe vera sea tan alta. Para proporcionar una mayor humedad, el aloe ha de permanecer el tiempo suficiente en la piel y el cabello. En las cremas y lociones corporales, los componentes del Aloe vera tienen la oportunidad de actuar porque penetran la piel. Con la concentración y calidad adecuados, estos productos con aloe son muy efectivos en el cuidado de la piel, manteniéndola joven y fresca.

El aloe nos embellece

Las células muertas son eliminadas y sustituidas por células nuevas. Nuestra piel se renueva constantemente. El Aloe vera puede acelerar este proceso al favorecer celular. Sus enzimas ponen en marcha la evacuación de las células muertas de la piel, además de eliminar las impurezas metabólicas y el sudor. El efecto regenerador del Aloe también se hace patente en las quemaduras solares, al hacer que las células crezcan entre seis y ocho veces más rápido de lo normal.

Un correcto cuidado de la piel debería llevar diez minutos diarios. Existen muchas posibilidades de beneficiar a nuestra piel. Y es aquí donde entra en escena el aloe.

La Organización Mundial de la Salud (OMS) considera el gel de la hoja cortada la parte más beneficiosa de la planta de aloe. ¿Qué puede hacer por nosotros? La hoja fresca de Aloe vera contiene vitamina E, que favorece la absorción de oxígeno de las células del tejido y combate, por lo tanto, el envejecimiento prematuro de la piel. El valor del pH de una piel sana se sitúa entre 5,5 en un entorno ligeramente ácido. De ahí viene el nombre del manto hidrolipídico o manto ácido hidrolipídico. Como el gel de Aloe vera tiene el mismo pH que nuestra piel, protege dicho manto. Además, tiene un verdadero efecto rejuvenecedor, puesto que favorece el almacenamiento de colágeno en la piel. El colágeno alisa la piel de dentro hacia fuera, proporcionándole un aspecto joven y elástico. Debido a su poder de penetración en la piel, el Aloe vera es mucho más indicado que los productos cosméticos. De este modo, el gel de aloe penetra más rápido y profundamente que el agua y todos los demás agentes activos, además de proporcionar hidratación. Gracias a esta propiedad, no sólo está indicado para el cuidado diario de la piel, sino que, además, alivia la piel irritada a causa de quemaduras solares, neurodermitis y reacciones alérgicas. También activa la circulación sanguínea y mejora el suministro de oxígeno de la piel. Como los poros no se cierran, la piel se limpia por sí misma. El que padezca inflamaciones de la piel, puede encontrar un aliado en el Aloe vera y beneficiarse de su efecto positivo en la regeneración de células. Esta enorme capacidad cicatrizante podemos comprobarla en la misma planta: si se corta una hoja, la superficie de le herida se cierra en un tiempo récord. En primer lugar, supura un poco de jugo en la zona dañada, unos minutos más tarde éste se estabiliza hasta formar una segunda piel, y poco después, esta piel se ha consolidado de tal modo que la herida ya es apenas visible. Sus carbohidratos inherentes, tales como la aloverosa, activan la cicatrización de la piel, mientras que el ácido salicílico previene las inflamaciones.

Uno para todos

¿Piel normal, grasa, seca o madura? El Aloe vera puede ayudarlas a todas porque es lo que conoce con el nombre de adaptógeno: una sustancia que se ocupa de disminuir lo que sobra y aumentar lo que falta. Ésta es una característica única del Aloe vera, gracias a la cual equilibra y regula todo tipo de pieles. Y con el Aloe vera tampoco se tiene que hacer ninguna distinción entre el cuidado de noche, día, hombre o mujer. ¿Qué significa esto a nivel práctico? Con el aloe, las pieles secas se hidratan y las pieles grasas se normalizan. Para que los agentes activos del aloe puedan penetrar libremente en la piel, límpiela antes con agua y una leche limpiadora sin alcohol. También puede complementar el tratamiento de su piel mezclando el aloe con algún aceite, puesto que dicha combinación deja la piel extremadamente suave. Además, de este modo, el Aloe vera puede penetrar en el tejido subcutáneo y llegar a todas las capas de la piel. Como el aloe no contiene grasas, si se quiere utilizar externamente se le tienen que añadir un par de gotas de aceite. Con la ayuda de moléculas grasas, sus agentes activos actúan dentro y fuera de la piel. Tanto si se trata de la cara, el contorno de los ojos o el cuerpo, sólo se debe aplicar en dichas zonas un trozo de hoja fresca de aloe con un par de gotas de aceite vegetal con un suave masaje.

Es una buena idea dejar que una buena esteticista examine su piel. Ella determinará su estado y el tratamiento que le corresponde.

En las recetas que a continuación presentamos encontraremos propuestas de uso para los aceites vegetales, disponibles en farmacias. Elija los aceites según sus necesidades y preferencias. Sólo debe asegurarse de que son naturales y han sido prensados en frío.

Con los valiosos aceites vegetales de frutas, brotes, frutos secos y semillas se afianzan los agentes bioactivos y se estimulan los procesos naturales de regeneración y purificación de la piel. Hay un especialista para cada necesidad:

- **Aceite de hueso de albaricoque:** indicado para pieles secas; alisa, afirma e hidrata.
- **Aceite de avellana:** fortalece el tejido conjuntivo, mejora el acné, actúa contra las arrugas y equivale a un factor solar 10.
- **Aceite de caléndula:** tiene un efecto calmante y antiinflamatorio: es especialmente indicado para las pieles maduras y de bebés.
- **Aceite de jojoba:** protege y regula el balance hídrico de la piel.
- **Aceite de oliva:** muy indicado para las pieles secas: tiene un efecto térmico y beneficioso.
- **Aceite de ricino:** tiene una gran capacidad de penetración en la piel y un efecto graso.
- **Aceite de sésamo negro:** es muy indicado para las pieles fatigadas e inflamadas; alivia las molestias derivadas de los trastornos pigmentarios de la piel después de demasiado sol.
- **Aceite de germen de trigo:** tiene vitamina E, que mejora la hidratación de la piel.

La verdadera belleza está en el interior

Los mejores y más caros tratamientos para la piel no sirven en absoluto si no proveemos a nuestro organismo de sustancias vitales mediante la alimentación. La verdadera belleza está precisamente en el interior: el jugo natural de Aloe vera, con su cantidad de agentes activos y sustancias nutritivas constituye el complemento alimenticio ideal para mantener la piel sana por dentro. Dado que la función del estómago y los intestinos es indispensable para un aspecto sano de la piel, no debemos subestimar el efecto regulador del Aloe vera. Usado internamente, favorece el proceso de regeneración de las células de la piel y, además, para las jóvenes células, supone una enorme reserva de sustancias nutritivas con alta disponibilidad. Si quiere hacer algo bueno por su piel, tome dos o tres veces al día antes de las comidas una cucharada de jugo de Aloe vera puro, ya sea solo o diluido en agua o zumo de frutas. En nuestro especial de las páginas 147-151 se proporcionan recetas para elaborar exquisitos cócteles de bienestar y belleza con Aloe vera.

Nuestra piel se ve afectada por nuestro estilo de vida y edad. En el cuidado de nuestra salud, condición necesaria para toda belleza, juega un papel fundamental una correcta alimentación, tanto como una correcta higiene y la relajación.

Recetas de belleza caseras

Con el Aloe vera, su tratamiento de belleza se convierte en un tratamiento de salud para la piel. El aloe posee ingredientes de gran valor y retiene la humedad durante mucho tiempo. Siga el ejemplo de Cleopatra y deje que el Aloe vera regule la hidratación de su piel, salvaguarde su manto hidrolipídico ácido y proteja la piel de las amenazas exteriores.

Leche limpiadora

Receta

- 200 ml de gel de Aloe vera
- 80 ml de aceite de almendras
- Una gota de aceite esencial de limón

Para la mascarilla intensiva:

- Un trocito de gel de Aloe vera
- Diez gotas de aceite de almendras

Tratamiento

Para preparar esta leche limpiadora, sólo se deben mezclar los ingredientes. Aplíquese una pequeña cantidad por la mañana y por la noche en el rostro y el cuello limpios mediante suaves movimientos circulares, evitando la zona de los ojos. A continuación, retirar con abundante agua templada.

Ahora la piel está preparada para la mascarilla intensiva: aplíquese un trozo de Aloe vera con suaves golpecitos en el rostro. Añada al gel cinco gotas de aceite de almendras y deje actuar el conjunto durante 3-5 minutos. A continuación, dejar caer cinco gotas de aceite de almendras en la palma de las manos y aplicar en el rostro, el cuello y el escote. Acomódese y sienta la textura relajante y agradable de su piel.

El aceite de almendras suave es un producto excelente para el cuidado de pieles secas y sensibles. Alisa y suaviza la piel. Este aceite de gran calidad deja la piel sensible más flexible y elástica. Si desea una sensación de relajamiento en lugar de una sensación de frescor, sólo debe sustituir el aceite de limón por aceite de rosas.

Exfoliante con tierra medicinal

Receta

- 10 ml de tierra medicinal (equivalente a una cucharada)
- 20 ml de jugo de Aloe vera

Tratamiento

Este exfoliante elimina las células muertas y estimula la creación de otras nuevas. Para ello, mezcle los ingredientes y aplíquese la masa cremosa en la piel y el cuello con suaves fricciones. Deje actuar al conjunto durante 10 minutos y retírelo con abundante agua templada. Consejo de utilización: úselo una o dos veces por semana después de la limpieza de la piel.

Exfoliante con aceite y tierra medicinal

Receta

- 10 ml de tierra medicinal (equivalente a una cucharada)
- 20 ml de jugo de Aloe vera
- 20 ml de aceite de sésamo negro

Tratamiento

Complemente la limpieza de las pieles irritadas y cansadas con un exfoliante con tierra medicinal y aceite de sésamo negro. Mezcle cuidadosamente los ingredientes de modo que el ungüento resultante no quede demasiado líquido o, de lo contrario, no se podrá extender bien. Aplíquese el conjunto aceitoso en el rostro mediante suaves movimientos circulares y retírelo después de 10 minutos con agua tibia.

Gel de ducha estimulante

Receta

- 10 ml de tierra medicinal (equivalente a una cucharada)
- 20 ml de jugo de Aloe vera
- 20 ml de aceite de sésamo negro

Tratamiento

Para conseguir un gel de ducha que haga desaparecer el cansancio y el estrés y relaje la actividad corporal, sólo tiene que enriquecer un jabón líquido con pH neutro con jugo de Aloe vera en la proporción de doa a uno (dos partes de jabón, una parte de jugo). Aplíquese primero el gel con una esponja húmeda y dúchese después con agua moderadamente caliente o preferiblemente fría. Disfrute de su efecto estimulante y de la sensación tersa y flexible de su piel.

Desde la Antigüedad, la tierra medicinal ha sido utilizada interna y externamente para la elaboración de compresas, mascarillas faciales o baños. Se trata de un polvo medicinal de loess natural de la época glacial.

Tónico facial

Receta

- 50 ml de agua de pétalos de rosa
- 50 ml de jugo de Aloe vera
- 30 ml de alcohol etílico 96º
- Tres gotas de aceite esencial de geranio

Tratamiento

Esta loción facial purifica y revitaliza la piel después de su limpieza. Para conseguirla, mezcle los ingredientes en un frasco limpio de vidrio oscuro y agítelo. Vierta una pequeña cantidad en un disco de algodón impregnado de agua y aplíqueselo suavemente en el rostro, cuello y escote. En su lugar, también puede utilizar agua mineral o jugo de Aloe vera puro.

Exfoliante corporal

Receta

- Un filete de gel de hoja fresca
- Una pizca de sal molida del Himalaya

Tratamiento

Mezcle un pequeño filete de gel triturado de un trozo de hoja fresca de Aloe con sal del Himalaya en la proporción uno a uno. Aplíquese el exfoliante con pequeños movimientos circulares y déjelo actuar brevemente. Retírelo con abundante agua templada y úntese la cara con aceite. Proporciona una inmediata sensación de bienestar a su piel.

El gel de hoja fresca de Aloe vera mezclado con sal del Himalaya constituye un excelente exfoliante. Estimula la evacuación de líquidos en los tejidos de la piel propensos a la celulitis; elimina las células muertas y las impurezas de la piel. Esta combinación ayuda a mejorar el estado de la piel y actúa de forma efectiva contra el cansancio.

Aceite de masaje para las pieles secas

Receta

- 30 ml de jugo de Aloe vera
- 30 ml de aceite vegetal de alta calidad

Tratamiento

Un masaje de Aloe vera en combinación con aceites vegetales de calidad como el aceite de almendras o jojoba; aceites esenciales o aceite de oliva estimula el metabolismo de la piel, fortaleciéndola y dejando el cutis sedoso. Relájese o dése un capricho con este masaje. Mezcle todos los ingredientes en un vaso, cúbralo y agítelo bien. Aplíquese una pequeña cantidad en la totalidad del cuerpo o en las zonas tensas (nuca, espalda, plexo solar). Preferentemente, aplicar una pequeña cantidad mediante un masaje en la piel todavía húmeda después de una ducha.

Regálese un masaje relajante antes y después de hacer deporte. Este aceite de masaje con Aloe vera favorece la circulación sanguínea y relaja musculatura. De este modo evitará la aparición de las desagradables agujetas.

Mascarilla corporal

Receta

- Una yema de huevo
- 40 ml de aceite de almendras dulces
- 40 ml de extracto de aceite de Aloe vera (envasado)
- 20 ml de aceite de germen de trigo
- Un chorrito de zumo de limón
- Cinco militros (media cucharadita) de vinagre de sidra
- Cuatro gotas de aceite esencial de melisa

Tratamiento

Para obtener una mascarilla corporal con la que devolver la vitalidad a su piel, repararla y aportarle suavidad, debe proceder del siguiente modo: Deposite la yema huevo en una fuente pequeña e incorpore todos los aceites salvo el aceite de melisa gota a gota, como en la mayonesa, sin dejar de remover. De este modo se consigue una pasta cremosa suave. Añadir el zumo de limón, el vinagre de sidra y el aceite de melisa.

Aplicar en la totalidad del cuerpo, de pies a cabeza. Dejar actuar unas horas por la noche. A ser posible, tomar un baño relajante para retirar la mascarilla e irse a la cama con su pijama favorito.

Mascarilla facial nutritiva

Receta

- Medio aguacate
- Una yema de huevo
- 10 ml de miel
- Agua
- Gel de Aloe vera de una trozo de hoja de aproximadamente cinco centímetros de grosor

Tratamiento

Mezcle los ingredientes con agua hasta obtener una mascarilla cremosa. Lávese bien la cara y, si fuera necesario, haga un baño de vapor. Aplíquese la mascarilla con un pincel plano evitando los labios, las cejas y los orificios nasales. Túmbese cómodamente con la mascarilla puesta y relaje su cuerpo por completo. Déjela actuar una media hora, retíresela con agua caliente y refrésquese con una loción facial.

Mascarilla hidratante

Receta

- Una hoja de Aloe vera
- 10 ml de miel
- 20 ml de requesón

Tratamiento

Cortar un trozo de aproximadamente cinco centímetros de longitud de una hoja fresca de Aloe vera y retirar la corteza exterior. Para obtener un gel lo suficientemente denso, se debe pasar por un colador pequeño. Añadir cuidadosamente la miel y el requesón, y remover. Aplicar inmediatamente la mascarilla en la piel limpia de la cara y el cuello. Acto seguido, masajear suavemente en la piel.

Mascarilla revitalizante

Receta

- Gel de Aloe vera de un trozo de hoja de cinco centímetros de grosor
- Cinco gotas de aceite de avellana

Tratamiento

Acostumbre la piel madura a una mascarilla facial estimulante una vez al mes. Deje caer unas gotitas de aceite de avellana en la palma de la mano y masajee suavemente el cutis. A continuación, aplíquese en la piel el trozo de gel acompañado de suaves golpecitos. Déjelo actuar durante veinte minutos, mientras se relaja en el sofá.

Es posible que durante este tiempo tenga una sensación de picor, escozor u irritación en la piel. Sólo son indicadores de la actividad de los agentes activos del Aloe vera, pero acabarán por desaparecer. Una hora más tarde su piel se relaja. La sensación de picor no es ninguna reacción alérgica, tan sólo refleja la actividad con la que el Aloe refresca la piel. Retire el excedente mediante un masaje o con un disco de algodón impregnado con tónico facial. Para finalizar, distribuya un poco de aceite por su piel mediante movimiento circulares.

El gel de Aloe vera activa la capacidad de autorregulación de la piel para una belleza natural. Le proporciona hidratación y favorece su equilibrio natural, dejándola descansada y flexible al tacto.

Esencia para pieles jóvenes

Receta

- Dos mililitros de aceite de ricino (disponible en farmacias)
- Gel de un trozo de hoja de Aloe vera de tres centímetros de grosor

Tratamiento

Si bien el Aloe vera no puede hacer desaparecer las manchas de envejecimiento por completo, sí puede contribuir a disimularlas. Corte un trozo de aproximadamente tres centímetros de longitud de una hoja fresca de Aloe vera y deseche la corteza exterior. Pase el gel por un colador pequeño. Añada dos mililitros de aceite de ricino y remúevalo con un tenedor. Aplíquese el producto resultante en las manchas por la noche. Si se trata de una gran superficie de piel, multiplique proporcionalmente la cantidad de gel y aceite de ricino. Retirar por la mañana. Refrescar con agua del grifo templada.

Bálsamo protector anteojeras

Receta

- Dos o tres gotas de aceite de avellana
- Dos trozos de gel de Aloe vera

Tratamiento

Hay personas a las que después de una mala noche o días de estrés continuado les suelen aparecer ojeras. Añadir dos o tres gotas de aceite de avellana a dos trozos de gel y aplicar la mezcla en la zona de las patas de gallo. De este modo, las arrugas se alisan y se hacen menos visibles. Los signos de cansancio pasajero dejarán de ser un problema.

Tratamiento descongestivo para los ojos

Receta

- Dos o tres gotas de aceite de avellana
- Dos trocitos de gel de Aloe vera

Tratamiento

La hoja fresca de Aloe vera también está indicada para las pieles sensibles. Añadir de dos a tres gotas de aceite de avellana a los trocitos de gel de Aloe. Aplicarlos en los párpados cerrados y dejar actuar durante tres minutos. Presionar con el dedo corazón suavemente la piel.

Como la piel alrededor de los ojos es muy delgada y posee una capa adiposa muy débil, es ahí donde se manifiestan las marcas de cansancio o pocas horas de sueño. En el caso de ojeras profundas o sacos lagrimales, el tratamiento con Aloe vera no puede actuar sólo, sino en combinación con un estilo de vida razonable.

Compresa para los ojos

Receta

- 10 ml de jugo de Aloe vera o
- 10 ml de loción facial de Aloe vera

Tratamiento

Impregne dos discos de algodón con el jugo o loción de Aloe vera y aplíqueselos en los párpados cerrados o en la zona de debajo de los ojos. Dejar actuar durante dos minutos. Este tratamiento estimula y refresca, a la vez que descongestiona los párpados pesados y atenúa las bolsas y las patas de gallo.

Tratamiento anticaspa

Receta

- 250 ml de jugo de hoja fresca de Aloe vera
- Una yema de huevo
- 10 ml de aceite de oliva prensado en frío

Tratamiento

Esta receta es especialmente indicada para los cabellos secos. Mezclar los ingredientes en una batidora, aplicar mediante un masaje en el cuero cabelludo y dejar actuar durante media hora. Esta mascarilla contribuye al cuidado de su cabello y evita la caída del pelo y la formación de caspa.

Revitalizador del pelo y del cuero cabelludo

Receta

- Un trozo de unos cinco centímetros de longitud de hoja fresca de Aloe vera
- Miel

Tratamiento

Todo aquél que sea propenso a tener eccemas en el cuero cabelludo, la caída del pelo o la formación de caspa y quiera reactivar y fortalecer su pelo, puede hacerlo con esta mascarilla de Aloe vera de elaboración casera. Para ello, extraiga el gel de una rodaja de hoja fresca de Aloe vera y depositelo en una tacita de café. Añádale tanta miel natural como sea necesario y bata la mezcla con un tenedor hasta obtener una pasta cremosa. Aplicar mediante un masaje en el pelo y cuero cabelludo, y dejar actuar durante diez minutos. A continuación enjuagar el pelo con agua templada y lavarlo con un champú de pH neutro.

Si el cuero cabelludo está seco, la piel se cae formando innumerables escamas blancas; una visión muy desagradable. En este caso el Aloe puede actuar como regenerador y completo estabilizador del cuero cabelludo.

Mascarilla capilar regeneradora

Receta

- 250 ml de aceite de sésamo u oliva prensados en frío
- Una yema de huevo
- Gel de una hoja fresca de Aloe vera aproximadamente cinco centímetros de longitud

Tratamiento

Con esta mascarilla se mejora la estructura del pelo quebradizo y se devuelve el brillo al pelo sin vida. Con este fin, pasar todos los ingredientes por la batidora y aplicar el resultado mediante un masaje en el cuero cabelludo y los cabello secos. Dejar actuar un mínimo de quince minutos. Mientras tanto, envolver el cabello en una toalla húmeda, un gorro de baño o film de plástico transparente. A continuación lavar el cabello.

Baño de pies

Receta

- 500 ml de jugo de hoja fresca de Aloe vera
- Cinco gotas de aceite esencial de limón

Tratamiento

Teniendo en cuenta que, a lo largo de nuestra vida, nuestros pies dan la vuelta al globo una media de cuatro veces, merecen ser cuidados. Mezcle 500 ml de jugo de hoja fresca de Aloe vera con aceite de limón y diluya el conjunto en una palangana para los pies con agua caliente. Mantenga los pies dentro durante diez minutos.

Bálsamo para los pies

Receta

- 250 ml de gel de Aloe vera
- Cinco gotas de aceite esencial de lavanda

Tratamiento

Este bálsamo para los pies proporciona a la piel la hidratación necesaria, al tiempo que la deja suave y sedosa. Masajear los pies con 250 ml de gel de Aloe vera de la hoja fresca o de la herboristería. Añadir un par de gotas de aceite de lavanda, envolver los pies con film transparente y ponerse unos calcetines deportivos. Dejar actuar durante veinte minutos y lavar con agua templada.

Este bálsamo suave con aceite de lavanda es un viaje de los sentidos por la Provenza. Tiene un efecto relajante y tonificante. Si se utiliza por la noche, seguro que se tendrá un sueño plácido.

Refresco bucal

Receta

- Trocitos de gel de Aloe vera
- 50 ml de jugo de Aloe vera dos veces al día

Tratamiento

Chupar un trocito de gel de Aloe vera varias veces al día y, acto seguido, tragarlo. Ello refresca la boca y elimina el mal aliento. Enjuague además su boca por la mañana y la noche con 50 ml de jugo de Aloe vera, dejándolo penetrar por los intersticios dentales y escupir.

Aceite de masaje para manos castigadas

Receta

- 10 ml de gel de hoja de Aloe vera fresco
- 90 ml de aceite vegetal prensado en frío (por ejemplo aceite de almendra, aceite de jojoba, aceite de sésamo)
- Aceite esencial de limón

Tratamiento

Para el cuidado de las manos se recomienda el uso de gel de hoja de Aloe vera maduro y, a ser posible, en combinación con un aceite vegetal de buena calidad. Trocear el gel y mezclarlo con el aceite. Conservar en un lugar fresco y protegido de la luz durante catorce días en un recipiente oscuro y cerrado. Filtrar por un paño de muselina y depositar en un frasco oscuro. Masajear las manos, los lechos ungueales y las uñas, y si fuera necesario, ponerse guantes de algodón por la noche.

Asistencia urgente para labios agrietados

Receta

- Un trozo pequeño de gel de Aloe vera
- Cinco mililitros de miel

Tratamiento

La epidermis de los labios y su contorno es cinco veces más fina que el resto de piel facial; es por ello que son muy sensibles al frío, el viento y la luz del sol. Si quiere proteger y regenerar sus labios, póngase por la noche un trocito de gel sobre ellos y a continuación unas gotas de miel. Su uso diario asegura una completa y buena circulación de la sangre en los labios.

Aplicado después de la ducha, este tónico con gel de Aloe vera y agua de rosas tiene un efecto deliciosamente estimulante. El polvo de alumbre le confiere un efecto astringente y desodorante. El alumbre tiene una acción reductora de los poros de la piel que impide su transpiración. Al mismo tiempo, destruye las bacterias que causan el mal olor.

Tónico corporal desodorante

Receta

- 150 ml de agua de rosas
- Dos gramos de polvo de alumbre (disponible en farmacias)
- Cinco gotas de aceite esencial de rosa
- 10 ml de alcohol (70%)
- 50 ml de gel de Aloe vera (envasado, sin gelificador)

Tratamiento

Diluir el polvo de alumbre en 50 ml de agua de rosas. Diluir el aceite de rosa en el salcohol. Mezclar ambos líquidos con el agua de rosa sobrante y el gel de aloe, y agitar. Conservar en un lugar protegido del sol.

Loción corporal nutritiva

Receta

- 15 ml de Tween 80 (emulsionante, disponible en farmacias)
- 25 ml de aceite de jojoba
- 10 ml de aceite de germen de trigo
- 50 ml de concentrado de aceite de Aloe vera (envasado)
- Cinco gotas de aceite de melaleuca
- Tres gotas de aceite esencial de geranio

Tratamiento

Esta loción aporta a su piel la hidratación necesaria de forma rápida, haciéndola más fresca y vital y eliminando la desagradable sensación de tirantez. Su uso regular mejora visiblemente el aspecto de la piel. Depositar el Tween 80 junto con el aceite de jojoba y el aceite de germen de trigo en un recipiente de vidrio y mezclarlo bien. A continuación, añadir el aceite esencial y mezclar bien. Depositar el conjunto en un recipiente oscuro y agitar bien antes de usar.

Mascarilla de lodo para zonas con problemas

Receta

- 10 ml de gel de hoja de Aloe vera
- 100 g de lodo del Mar Muerto

Tratamiento

Con esta mascarilla, la piel adquiere una textura fresca, fina y elástica. Mezclar cuidadosamente el gel de Aloe vera con el lodo del Mar Muerto. Aplicar la mezcla en la piel limpia de zonas con problemas como el vientre, los glúteos o los muslos. Acto seguido, envolver las partes del cuerpo cubiertas de lodo con una toalla. Dejar actuar durante media hora. Cuando el lodo se empiece a secar, retirarlo cuidadosamente con agua templada.

El aceite de jojoba es un complemento excelente del Aloe vera. Es antiinflamatorio; contiene vitaminas y minerales esenciales; está indicado para todo tipo de pieles y deja la piel sedosa.

Mascarilla exfoliante para brazos y piernas

Receta

- 30 g harina de trigo gruesa y sin blanquear
- 30 ml de jumo de Aloe vera fresco
- 10 ml de miel templada

Tratamiento

La piel tiende a secarse, especialmente en las piernas y los brazos. Con esta mascarilla exfoliante se eliminan las células muertas y las impurezas de la piel. Mezclar todos los ingredientes hasta conseguir un pasta fina y aplicar el resultado a la piel limpia. Transcurridos quince minutos, retirar el ungüento primero con agua templada y luego con agua fría, y untar la piel con aceite vegetal puro.

La belleza interior: cócteles con Aloe vera

Aloe vera energético

Ingredientes para un vaso (200 ml)

- 2,5 cm de hoja fresca de Aloe vera
- Una manzana, medio plátano
- Tres dátiles frescos deshuesados
- 150 ml de leche de soja
- Una cucharada de miel

1. Pelar la hoja fresca de Aloe vera y la manzana. Pasar por la batidora junto con el plátano y los dátiles.
2. Añadir la leche de soja y la miel, remover y tomar de inmediato.

Cóctel de belleza Hula aloe

Ingredientes para un vaso (200 ml)

- 10 ml de jugo de Aloe vera
- 10 ml de leche de coco (fresca o envasada)

- 180 ml de zumo de piña
- Cubitos de hielo

1. Mezclar los ingredientes y agitar durante dos minutos en una coctelera.
2. Servir en un vaso con hielo.

Cóctel reparapiel

Ingredientes para un vaso (200 ml)

- 20 ml de jugo de Aloe vera
- 180 ml de Kurmolke (cura con suero de leche)

1. Agitar bien los ingredientes durante 2 minutos en una coctelera.
2. Tomar cada mañana en ayunas. Indicado para el acné juvenil.

Ola de naranja de Aloe vera

Ingredientes para un vaso (200 ml)

- Naranjas sanguinas
- Media cucharada de sirope de limas y limones
- 30 ml de jugo de Aloe vera
- Agua mineral o con gas para diluir

1. Exprimir las naranjas y mezclar con el resto de ingredientes.
2. Diluir en el agua.

Cóctel multivitaminas con Aloe vera

Ingredientes para un vaso (200 ml)

- 30 ml de jugo de Aloe vera
- 35 ml de sirope de limones y limas
- 5 ml de sirope de naranjas sanguinas
- 125 de zumo multivitaminas o agua con gas

1. Agitar bien el jugo de Aloe vera y los dos siropes durante dos minutos en la coctelera.
2. Servir con el zumo multivitaminas o el agua con gas.

Aloe multifrutas

Ingredientes para un vaso (200 ml)

- Un kiwi
- Medio plátano
- 160 ml de leche
- 30 ml de jugo de Aloe vera
- Zumo de limón

1. Pelar el kiwi y el plátano, trocearlos y pasarlos por la batidora hasta obtener un puré fino.
2. Añadir la leche y el jugo de Aloe vera y un poco de zumo de limón, y agitar el conjunto en la coctelera.

Té de frutas con Aloe vera

Ingredientes para un vaso (200 ml)

- 150 ml de té de frutas multivitamínico
- 30 ml de jugo de Aloe vera

- 10 ml de sirope de naranja
- 5 ml de sirope de arce, agua mineral, cubitos de hielo

1. Preparar el té de frutas y dejar enfriar.
2. Agregar el jugo de Aloe vera, los siropes y el agua mineral; servir con hielo.

Aloe amargo

Ingredientes para un vaso (200 ml)

- 40 ml de jugo de Aloe vera
- 60 ml de agua mineral
- 80 ml de zumo de pomelo
- Zumo de limón
- 20 ml de sirope de fruta, cubitos de hielo

1. Agitar todos los ingredientes durante dos minutos en la coctelera.
2. Servir en un vaso con hielo.

Aloexótica

Ingredientes para un vaso (200 ml)

- 40 ml de jugo de Aloe vera
- 20 ml de leche de coco envasada
- 10 ml de nata batida
- miel o sirope de arce
- 130 ml de zumo de piña

1. Mezclar todos los ingredientes salvo el zumo de piña.

2. Ir añadiendo el zumo de piña gradualmente. Agitar la mezcla de vez en cuando fuertemente.

Buenos días aloe

Ingredientes para un vaso (200 ml)

- 130 ml de néctar de espino amarillo
- 30 ml de suero de mantequilla
- Miel al gusto
- Cubitos de hielo

1. Agitar los ingredientes durante dos minutos en una coctelera.
2. Servir en un vaso con hielo.

Amor aloe

Ingredientes para un vaso (200 ml)

- 30 ml de jugo de Aloe vera
- 70 ml de agua mineral
- 50 ml de sirope de frambuesas o fresas
- 50 ml de zumo de cereza o arándanos
- Zumo de limón, cubitos de hielo

1. Pasar todos los ingredientes por la batidora. Triturar durante dos minutos.
2. Servir en un vaso con hielo.

Cocinar con Aloe vera

Delicias con Aloe vera

Tagliatelle con limón y aloe, aloe a la naranja, yogur de aloe y helado con piña: ¡ha leído bien! El Aloe vera no es sólo un magnífico aliado de la salud y la belleza; también constituye un interesante hallazgo para todos aquellos que quieran introducirse en terrenos culinarios desconocidos.

Tiene un sabor algo característico, casi amargo, al que uno debe acostumbrarse. Aunque no tardará en descubrirlo: ya sea mezclado con frutas, hortalizas o verduras, o como ingrediente en un cóctel (como en nuestro especial de las páginas 147-151), el filete y el gel de hoja fresca de Aloe vera desarrollan todas sus cualidades.

La hoja fresca de Aloe vera es la parte de la planta de aloe más utilizada en las recetas aquí expuestas. Al comprar las hojas, debe asegurarse de que proceden de un cultivo ecológico controlado. La calidad del terreno, la exposición al sol y la técnica de cultivo marcan una diferencia cualitativa, que luego se traducirá en la humedad, consistencia y contenido de sustancias vitales y nutritivas del filete de la hoja. Las hojas frescas de Aloe vera se pueden adquirir en tiendas de productos dietéticos, herboristerías o por Internet. Asegúrese de que la hoja está rígida al tacto y no tiene marcas ni partes transparentes.

Una correcta preparación

Antes de empezar a cocinar con Aloe vera hay que seguir una serie de pasos para que los principios activos comprendidos en la corteza de la hoja no se desprendan. Debe pelar la hoja inmediatamente, desechar la cáscara de la hoja y utilizar el filete transparente de su interior.

La sustancia amarilla que se desprende de la superficie de corte es la aloína, que puede ser dañina para sus intestinos. Tal como se describía en la página 106, se deben desechar los bordes dentados, los nódulos y las espinas. A continuación debemos extraer el filete retirándolo de la parte inferior de la corteza.

Después de desechar los nódulos, se debe dejar el filete en remojo durante media hora para que los principios activos de la aloína desaparezcan por completo. Una vez finalizado dicho proceso, ya puede trabajar con el filete de acuerdo a cada receta.

Es por todos conocido: comer une el cuerpo y el alma, y los platos sanos con Aloe vera expuestos en las próximas páginas así lo confirman. ¡Y sin tener que gastarse mucho dinero!

Hacia los descubrimientos culinarios

Una vez cortada la hoja fresca, debe conservarla en un lugar relativamente fresco, aunque no demasiado frío; en el cajón de las verduras del frigorífico, por ejemplo, o en cualquier otro lugar frío de la casa. El lugar del corte debe envolverse con papel de cocina o film transparente. Si no va a utilizar el aloe en un futuro inmediato, puede congelarlo. Para ello, debería cortar la hoja y el filete de su interior en porciones individuales. De este modo los podrá utilizar según sus necesidades.

Tenemos recetas para entrantes, sopas y ensaladas, deliciosos platos principales y postres; así como de bebidas alcohólicas con el Aloe vera como ingrediente especial. Déjese inspirar por estas deliciosas recetas llenas de fantasía.

Entrantes

Cada día es más habitual que en un restaurante únicamente pidamos entrantes. Con las deliciosas recetas aquí sugeridas, nos embarcaremos en un viaje de los sentidos que puede llegar a eclipsar el plato principal. Sencillamente rudimentarios o delicadamente sofisticados, con deliciosos aromas y un carácter fundamentalmente único. Estos pequeños y delicados entrantes elaborados con aloe despertarán todos los apetitos. Disfrútelos.

Sushi de aloe

Ingredientes para cuatro raciones

- 150 g de arroz de grano corto
- Una hoja de alga kombu (alga marina desecada) de 2,5 cm
- Media cucharadita de sal, una cucharada de azúcar
- Una cucharada y media de vinagre de arroz
- 350 g de filete de hoja fresca de Aloe vera
- 100 ml de salsa de soja
- Un pepino, tres hojas de alga nori
- Esterillas de bambú o, en su defecto, hojas de aluminio resistente

Preparación

1. Lavar el arroz con abundante agua. Cocer el arroz y el alga kombu en una olla con 240 ml de agua. Llevar el agua a ebullición y retirar el alga kombu. Tapar la olla y hervir el arroz a fuego medio durante 15 minutos. A continuación, retirar la olla del fuego y dejar el arroz en remojo. Añadir la sal y el azúcar al vinagre de arroz. Verterlo en el arroz y dejar enfriar la mezcla.
2. Cortar el filete de hoja fresca de aloe en tiras largas, retirar la pulpa con agua caliente, dejarlas secar y marinar con salsa de soja. Lavar el pepino, cortarlo en cuatro trozos y luego en tiras largas. Retirar la parte central del pepino con las semillas.
3. Extender las hojas de alga nori con el lado rugoso hacia arriba sobre las esterillas de bambú y distribuir el arroz de forma uniforme. Dejar un espacio de 1,5 cm en el borde inferior.
4. Depositar las tiras de aloe marinadas sobre el arroz y cubrirlas con el pepino. Enrollar las hojas de alga nori con la esterilla.
5. Dejar reposar las hojas enrolladas con el borde de la hoja de alga nori hacia abajo y, a continuación, con un cuchillo bañado en vinagre, cortar en unidades de aproximadamente cuatro centímetros de grosor.

Si lo prefiere, también se les puede añadir atún. En este caso, rellenar el sushi con una fina tira de atún previamente escurrido, junto con el pepino. Untar el atún con wassabi (rábanos verdes picantes japoneses). Enrollar las hojas tal como se indica en la receta.

Tortellini rellenos de atún y aloe

Ingredientes para cuatro raciones

Para la pasta:

- 250 g de harina
- Dos huevos y una yema
- Una cucharada de aceite de oliva

Para el relleno:

- 150 g de filete de hoja fresca de Aloe vera
- 250 g de atún en conserva
- Dos cucharadas de pan rallado
- Nata líquida
- Sal y pimienta

Preparación

1. Depositar la harina, los huevos, la yema, el aceite y una cucharada de agua en un plato hondo y mezclar hasta conseguir una masa compacta. Envolver la masa en film transparente y dejarla reposar aproximadamente 30 minutos (no dejar en el refrigerador).
2. Cortar el filete de la hoja fresca de aloe en pedazos, retirar la pulpa con agua caliente y dejar secar. Desmenuzar el atún. Pasar el aloe, el atún y el pan rallado por la batidora hasta conseguir un puré fino. Añadir la nata líquida, la sal y la pimienta y dejar enfriar.
3. Extender la masa hasta obtener una capa muy fina. Cortar la masa en círculos con un objeto de punta redonda, un vaso o un cortapastas. Rellenar cada círculo con una cucharadita de puré. Doblar los bordes de cada uno de los círculos y ejercer presión con los dedos para que se peguen.

4. Hervir los tortellini en agua con abundante sal de diez a quince minutos aproximadamente.

El relleno de atún y Aloe vera de los tortellini puede variar según el gusto. Otras dos sabrosas posibilidades para el relleno son la carne de cangrejo en conserva o el salmón ahumado.

Crepa con miel y aloe

Ingredientes para cuatro raciones

- 200 g de harina de trigo
- Dos huevos
- 250 ml de gel de Aloe vera (envasado)
- 250 ml de suero de mantequilla
- Sal
- Aceite de girasol
- 50 g de miel

Preparación

1. Depositar la harina en un plato hondo. Añadir el huevo, 200 ml de gel de Aloe vera, el suero de mantequilla y la sal, y pasar la mezcla por la batidora hasta conseguir una masa suave.
2. Calentar el aceite de girasol en una sartén. Dorar doce pequeñas crepas por ambos lados de tres a cinco minutos y mantener calientes.
3. Mezclar la miel con los 50 ml sobrantes del gel de Aloe vera y verter sobre las crepas.

Rúcula con queso fresco y aloe

Ingredientes para cuatro raciones

- 80 g de filete de hoja fresca de Aloe vera
- 300 g de requesón descremado
- Un manojo de rúcula
- Sal, pimienta y pimentón
- Dos cucharadas de aceite de oliva
- Dos cucharadas de vinagre balsámico
- Zumo de un limón dulce
- Dos tomates
- Un pepino

Preparación

1. Cortar el filete de hoja de Aloe muy fino, retirar la pulpa con agua caliente y dejar secar. Pasar el requesón por la batidora hasta conseguir una textura suave. Lavar, escurrir la rúcula y cortarla fina. Mezclar la rúcula con el requesón. Añadir sal, pimienta y pimentón y conservar en frío.
2. Hacer una salsa con el aceite de oliva, el vinagre balsámico y el zumo de limón. Añadir sal y pimienta. Limpiar los tomates y el pepino. Pelar el pepino. Cortar los tomates y el pepino en rodajas y añadirles la salsa.
3. Servir la rúcula con el requesón y el Aloe vera en el centro de un plato. Distribuir la ensalada de tomate y pepino alrededor del requesón y adornar con hojas de rúcula.

Tortilla de aloe y espárragos

Ingredientes para cuatro raciones

- 300 g de filete de hoja fresca de Aloe vera
- 500 g de espárragos verdes
- Una patata grande (aprox. 200 g)
- Una cebolla mediana
- Dos cucharadas de aceite de girasol
- Ocho huevos, sal y pimienta

Preparación

1. Cortar el filete de hoja de Aloe vera en rodajas y retirar la pulpa con agua caliente. Dejar secar las rodajas.
2. Cortar el extremo leñoso de los espárragos, lavar los tallos y cortar en fragmentos de dos a tres centímetros. Pelar las patatas y cortar en rodajas finas. Pelar la cebolla y cortarla en dados.
3. Calentar el aceite en una sartén grande y rehogar ligeramente la cebolla. Dorar las rodajas de patata y los espárragos. Tapar la sartén y dejar freír a fuego medio durante diez minutos. Añadir el Aloe vera y sazonar con sal y pimienta.
4. Añadir una pizca de sal al huevo y echar con cuidado al sofrito. Cubrir la sartén con un plato, darle la vuelta y dejar dorar.

En caso de no disponer de espárragos, se pueden sustituir por algún otro ingrediente. Una deliciosa alternativa puede ser un cebollino y dos pimientos rojos.

Relleno de verdura

Ingredientes para cuatro raciones

- 320 g de filete de hoja de Aloe vera
- Cuatro tomates medianos
- Ocho champiñones majestuosos
- 250 g de champiñones
- Una cebolla
- Un manojo de hierbas aromáticas (perejil, albahaca, tomillo, etc.)
- 150 g de queso gouda semiseco rallado
- 150 g de queso parmesano rallado
- 100 ml de nata líquida
- Dos cucharadas de aceite de oliva, sal
- Una hoja de perejil

Preparación

1. Cortar el filete de hoja de Aloe vera en dados, retirar la pulpa con agua caliente y dejar secar. Lavar los tomates, cortarlos por la parte superior y vaciarlos cuidadosamente con una cuchara. Retirar el tallo de los champiñones majestuosos y hacer un agujero de dos tercios de profundidad.
2. Cortar el resto de los champiñones y los tallos en dados. Limpiar las hierbas, secarlas y picarlas finas. Mezclarlas con el parmesano y el gouda. Calentar en el horno a 200 °C.
3. Dorar la cebolla y los champiñones troceados en una sartén con aceite. Añadir el filete de hoja de Aloe vera y las hierbas y remover. Verter la nata líquida y añadir sal. Rellenar los tomates y los champiñones también vaciados con la masa resultante y depositar

en un molde para horno. Espolvorear con el queso en rallado. Calentar en el horno durante 15 minutos.

No se recomienda acompañar la salsa de mango y aloe con pan blanco. Para acompañar el pescado, pollo o carne, el mango aporta una nota exótica. En caso de que no se dispusiera de mangos, se pueden sustituir por dos papayas o 175 g de melocotón cortado en trozos pequeños.

Salsa de mango y aloe

Ingredientes para cuatro raciones

- Un mango, un cuarto de piña
- 50 g de pimiento
- 150 g de filete de hoja de Aloe vera
- Dos cebollas tiernas
- Un diente de ajo
- Una guindilla
- Dos cucharadas de zumo de lima ácida
- Dos cucharadas de aceite de guindilla
- Un cuarto de cucharadita de comino
- Sal

Preparación

1. Deshuesar el mango, pelar la piña y quitarle los «ojos». Cortar ambas piezas en trozos pequeños y depositarlas en una fuente.
2. Cortar el pimiento en dados. Cortar el filete de hoja fresca de Aloe vera en pedazos, retirar la pulpa con agua caliente y dejar secar. Lavar las cebollas tiernas, limpiarlas y trocearlas. Pelar los dientes de ajo y pi-

carlos. Retirar las semillas de la guindilla y picarla. Mezclarlo todo con el zumo de lima ácida, el comino y el aceite de guindilla.

3. Añadir sal y mezclar con la fruta. Servir con una baguette tostada.

Rollitos chinos de la suerte

Ingredientes para cuatro raciones

- 300 g de filete de hoja fresca de Aloe vera
- Una zanahoria
- Un pimiento rojo
- 150 g de brotes de soja
- Un manojo de hierbas aromáticas (perejil, cilantro, etc.)
- 150 g de tofu
- 16 láminas de pasta de arroz
- Una cucharada de salsa de soja

Preparación

1. Escaldar rápidamente el filete de hoja fresca de Aloe vera y cortar en tiras finas. Lavar la zanahoria y el pimiento y cortar en rodajas finas. Deshojar las hierbas, limpiarlas y cortarlas gruesas. Quitar la humedad al tofu con papel de cocina y cortar en tiras finas.
2. Llenar una fuente grande con agua caliente. Mojar una lámina de pasta de arroz en agua y, acto seguido, extenderla sobre un trapo. Depositar por porciones con la verdura y el tofu. Verter unas gotas de salsa de soja. Pegar los extremos de las hojas y enrollarlas con firmeza.

Las láminas de pasta de arroz deben estar humedecidas, no mojadas. Para que queden blandas, pasar un pincel mojado en agua por uno de los lados, hasta que queden elásticas. A continuación, retirar el agua sobrante.

Entrante vegetal con salsa de aloe

Ingredientes para cuatro raciones

- 200 g de filete de hoja fresca de Aloe vera
- Medio pepinillo
- Dos dientes de ajo
- 250 g de requesón
- Una cucharadita de zumo de limón
- Sal y pimienta
- Dos cucharadas de aceite de oliva
- 200 g de berenjenas
- 200 g de calabacín
- Un pimiento rojo y un pimiento amarillo
- Dos zanahorias
- De cuatro a ocho champiñones frescos
- Cuatro cebollas tiernas
- Acompañar con pan blanco

Preparación

1. Cortar el filete de hoja de Aloe vera en trozos pequeños, retirar la pulpa con agua caliente y dejar secar. Lavar el pepinillo y cortar en tiras finas. Pelar los dientes de ajo y picarlos. Pasarlo todo por la batidora

y añadir el jugo de limón, una pizca de sal, pimienta y aceite de oliva.

2. Lavar los vegetales y cortarlos en rodajas. Partir por la mitad las cebollas tiernas. Asar los vegetales en el horno de 10 a 15 minutos.
3. Servir la verdura con la salsa de Aloe vera en un plato y acompañar con pan blanco.

En el entrante con salsa de Aloe vera, los vegetales gratinados pueden sustituirse por hortalizas de la temporada crudas cortadas en tiras o rodajas: zanahorias, champiñones, tomates cherry... También se pueden acompañar con pan sueco, galletas saladas o palitos de pan. La salsa también puede variar y se puede condimentar al gusto.

Sopas

Las sopas de este capítulo son fáciles de preparar, puesto que el aloe se añade una vez servidas. Con una buena guarnición, se les puede dar un toque de magia y proporcionales un aire italiano, caribeño u oriental. Eche un vistazo a estas recetas y pruebe una cucharada de estas sopas del mundo.

Gazpacho con aloe

Ingredientes para cuatro raciones

- Un kilo de tomates
- 400 g de filete de hoja de aloe
- Un pepino
- Un pimiento rojo
- Una cebolla
- Dos dientes de ajo
- Medio manojo de perejil y medio manojo de albahaca
- 500 ml de caldo vegetal
- Dos cucharaditas de aceite de oliva
- Zumo de medio limón
- Sal y pimienta

Preparación

1. Escaldar 500 g de tomate en agua hirviendo, pelarlos, cortarlos por la mitad y quitarles las pepitas. Cortar en dados el filete de hoja fresca de Aloe vera, retirar la pulpa con agua caliente y dejar secar. Pelar el pepino y cortarlo en trozos pequeños. Limpiar la cebolla y los dientes de ajo y cortarlos en pedazos gruesos. Limpiar las hierbas, retirar las hojas del tallo y dejar secar. Llevar a ebullición el caldo vegetal y dejar enfriar.
2. Cortar en dados los tomates restantes. Pasar por la batidora el filete de aloe, los tomates pelados, los vegetales y las especias. Añadir el aceite y el caldo vegetal frío, y sazonar con el zumo de limón, sal pimienta.

El gazpacho es una sopa vegetal fría originaria de Andalucía. El gazpacho que proponemos aquí tiene un toque un tanto rústico. Si lo desea más suave y cremoso, agregue antes de servirlo una cuchara de nata líquida. Se le puede dar un toque dulce añadiendo ketchup o salsa de tomate.

Borscht con Aloe*

Ingredientes para cuatro raciones

- Una cebolla roja
- Una zanahoria
- Cuatro dientes de ajo
- 600 g de remolacha fresca
- Una cucharada de aceite de oliva

* Sopa de verduras propia de la gastronomía de los países del este de Europa. [N. de la T.]

- Un cuarto de guindilla roja
- Ocho gramos de setas desecadas
- Un litro de caldo de gallina
- Dos o tres cucharadas de vinagre de vino
- Sal, pimienta
- 200 g de filete de hoja de Aloe vera
- Cilantro fresco para adornar

Preparación

1. Pelar la cebolla, lavar la zanahoria y pelarla. Cortarlas en rodajas finas. Pelar el ajo y picarlo. Pelar el pimiento rojo y cortarlo en dados. Calentar aceite en una olla, añadir el ajo, la cebolla, la guindilla, las zanahorias y las setas desecadas, y freír removiendo a fuego alto durante dos minutos.
2. Echar la remolacha a la olla y añadir el caldo precocinado y dos cucharadas de vinagre. Llevar el contenido de la olla a ebullición. Bajar el fuego y dejar la sopa de 15 a 20 minutos a fuego lento, hasta que la remolacha esté blanda.
3. Añadir sal y pimienta al gusto y una cucharada sopera de vinagre. Si lo desea, se puede hacer un puré con la sopa.
4. Cortar el filete de hoja fresca de Aloe vera en dados pequeños, retirar la pulpa con agua caliente, dejar secar los dados y añadir a la sopa. Decorar la sopa con cilantro y servir.

Servir el Borscht con aloe añadiendo una cucharada de nata líquida o queso fresco poco graso. Los complementos ideales para esta sopa son el pan blanco tostado, panecillos o bagels.

Sopa de calabaza y aloe

Ingredientes para cuatro raciones

- 200 g de filete de hoja de Aloe vera
- 400 g de calabaza
- 300 g de patatas
- 100 g de raíz de perejil
- 200 g de cebolla
- Dos cucharadas de aceite de girasol
- 750 ml de caldo vegetal
- Una hoja de laurel; dos clavos, sal y pimienta

Preparación

1. Cortar en pedazos el filete de hoja de Aloe vera, retirar la pulpa con agua caliente y dejar secar. Limpiar la calabaza, retirar las pepitas y cortar en trozos pequeños. Limpiar las patatas y la raíz de perejil, pelar y cortar en dados pequeños. Pelar la cebolla y cortar en dados.
2. Calentar aceite en una olla, dorar la cebolla hasta. Añadir los vegetales cortados en dados y el caldo vegetal. Agregar la calabaza. Echar la hoja de laurel y los clavos, y dejar hervir a fuego lento.
3. Antes de servir la sopa, agregar los trozos de Aloe vera y añadir sal y pimienta.

Sopa de cardamomo y zanahoria

Ingredientes para cuatro raciones

- 500 g de zanahorias grandes
- 750 ml de caldo vegetal

- Media cucharadita de sal marina de grano grueso
- Una o dos cucharaditas de harissa*
- De cuatro a seis pastillas de cardamomo concentrado
- Dos naranjas
- Una cebolla escalona pequeña
- 200 g de filete de hoja de Aloe vera

Preparación

1. Pelar las zanahorias, cortar en rodajas finas y colocar en una cacerola. Añadir el caldo vegetal y llevar a ebullición. Añadir la sal, la harissa y la mayor parte del cardamomo, y remover.
2. Exprimir las naranjas y añadir su jugo a la sopa. Agregar media cucharadita de ralladura de naranja. Eliminar la capa exterior de la cebolla y cortarla en cuatro pedazos. Dejar cocer de 10 a 15 minutos hasta que la zanahoria quede blanda y pasar la sopa con las mondaduras de zanahoria por la batidora hasta conseguir un puré cremoso.
3. Cortar en trozos pequeños el filete de hoja fresca de Aloe vera, retirar la pulpa con agua caliente y dejar secar. Poco antes de servir, añadir los trozos de aloe a la sopa. Espolvorear con las semillas de cardamomo restantes y servir.

La harissa proporciona a esta sopa de cardamomo y zanahoria un sabor especiado y picante.

* Salsa picante de origen magrebí. [N. de la T.]

Sopa húngara de judías rojas y aloe

Ingredientes para cuatro raciones

- 100 g de judías rojas
- 300 g de filete de hoja fresca de Aloe vera
- 200 g de perejil y apio
- Un pimiento rojo, una guindilla
- Cuatro dientes de ajo
- Un litro de caldo vegetal
- Dos cucharadas de aceite de girasol
- Hierbas aromáticas picadas según el gusto
- Sal

Preparación

1. Dejar las judías en remojo durante la noche.
2. Lavarlas con agua fría y dejarlas escurrir.
3. Cortar el filete de hoja fresca de Aloe vera en dados, retirar la pulpa con agua caliente y dejar secar. Lavar el perejil y el apio; lavar y limpiar el pimiento y la guindilla y cortar en trozos muy pequeños. Pelar el ajo y picarlo fino. Dorar ligeramente los vegetales junto con las especies en el aceite.
4. Añadir el caldo vegetal y las judías y dejar cocer durante una hora a fuego suave.
5. Poco antes de la cocción, añadir el filete de hoja de Aloe vera con las especies y salpimentar la sopa.

Sopa de aloe y verduras

Ingredientes para cuatro raciones

- 400 g de puerros

- 150 g de apio en rama
- 50 g de mantequilla, uno o dos litros de caldo vegetal
- Zumo de medio limón y la piel restante
- Un manojo grande de albahaca
- 200 g de filete de hoja de Aloe vera
- Seis cucharaditas de nata líquida
- Sal y pimienta

Preparación

1. Lavar los puerros y el apio, limpiar y picar gruesos. Calentar la mantequilla en una cacerola grande, añadir los puerros y el apio, tapar la cacerola y rehogar de cinco a diez minutos a fuego medio.
2. Verter el caldo vegetal, las mondaduras y el zumo de limón. Dejar cocer durante quince minutos sin tapar. Lavar la albahaca, deshojarla y dejar escurrir. Reservar algunas hojas como guarnición.
3. Retirar la cazuela del fuego, agregar la albahaca y pasar la sopa por la batidora hasta conseguir un puré cremoso. Dejar enfriar durante una hora. Cortar en trozos pequeños el filete de hoja fresca de Aloe vera, retirar la pulpa con agua caliente y dejar escurrir.
4. Añadir la nata líquida, sazonar con sal y pimienta y remover. Servir frío y decorar con una chorro de nata y una hoja de albahaca.

En contra de su ardor húngaro, la sopa de aloe y judías está deliciosa fría. Para ello, sumergir la sopa en agua helada y dejarla en el refrigerador hasta su consumo.

Minestrone de acelgas y aloe

Ingredientes para cuatro raciones

- 150 g de apio en rama
- Dos dientes de ajo
- Una cebolla
- Una zanahoria
- 50 g de acelgas
- Dos cucharadas de aceite de oliva
- Media cucharadita de orégano desecado
- Un litro de caldo vegetal
- 200 g de tomates en conserva
- Un cuarto de cucharadita de guindilla en polvo
- 125 g de garbanzos en conserva
- 50 g de judías tiernas
- Un calabacín
- Una patata
- 50 g de espaguetis
- 50 g de guisantes congelados
- 200 g de filete de hoja fresca de Aloe vera

Preparación

1. Lavar el apio y cortarlo fino, pelar el ajo y picarlo. Pelar la cebolla y trocearla. Lavar las zanahorias y cortarlas en tacos. Limpiar las acelgas, quitarles los nervios y cortar las hojas en tiras. Calentar aceite en una cazuela, añadir el apio, el ajo, la zanahoria y el orégano, y sofreír de dos a tres minutos. Incorporar las acelgas y rehogarlas unos minutos hasta que se ablanden.

2. Echar el caldo, los tomates y la guindilla en polvo, y llevar la sopa a ebullición. Reducir el fuego y dejar cocer 50-60 minutos.
3. Escurrir los garbanzos. Lavar las judías, quitarles las hebras y trocearlas. Lavar el calabacín y cortarlo fino. Pelar las patatas y cortar en dados. Partir los espaguetis en fragmentos de 2,5 cm y mezclarlos con el calabacín, las judías y las patatas. Añadir los guisantes y los garbanzos a la sopa. Cortar el filete de hoja fresca de Aloe vera en trozos muy pequeños, retirar la pulpa con agua caliente y dejar secar.
4. Dejar hirviendo durante 15 minutos y remover de vez en cuando, hasta que las verduras estén tiernas. Añadir los dados de Aloe vera y remover. Servir la sopa.

Esta original sopa es originaria de la China continental. Actualmente se cocina también en el norte de Italia y Francia, y existen múltiples variantes. Mezcle los vegetales a su gusto, córtelos finos o gruesos o sírvalos con un poco de pesto, como se hace en Liguria, añadiendo una cucharada sopera por porción.

Ensaladas

«Refrescan sin debilitar, fortalecen sin excitar», decía Brillat-Savarin cierta vez sobre las ensaladas. Ensaladas con pomelo, con arroz o la Waldorf: Casi todos nuestros ingredientes favoritos se pueden mezclar en una ensalada con aloe, ya sea como cena refrescante y crujiente o como tentempié rico en vitaminas. Pruebe nuestras deliciosa variedad de ensaladas con aloe ahora mismo.

Aloe a la naranja

Ingredientes para cuatro raciones

- 400 g de filete de hoja fresca de Aloe vera
- Dos naranjas
- 200 g de col lombarda
- 100 g de achicoria roja
- 100 g de crema de leche
- Salsa de soja
- Una cucharada sopera de licor de naranja

Preparación

1. Cortar el filete de hoja fresca de Aloe vera en trozos muy pequeños, retirar la pulpa con agua caliente y

dejar secar. Pelar la naranja y trocearla. Lavar la col lombarda y la achicoria roja, limpiar y cortar en cuatro trozos.

2. Sazonar el Aloe vera con la crema de leche, el zumo de limón, la sal y la pimienta. Mezclar la salsa de soja con el licor de naranja y rociarla sobre la ensalada.

Esta ensalada es tan deliciosa como decorativa. Seleccione para sus ensaladas las hojas de lechuga más frescas y crujientes. Si encuentra el sabor de la lechuga iceberg demasiado suave, puede mezclarla con endibias, berros, escarola o achicoria roja. También se le puede añadir perejil fresco, perifollo o estragón.

Ensalada con aloe y corazón de palmito

Ingredientes para cuatro raciones

- 200 g de filete de hoja de Aloe vera
- Una cucharadita de mostaza de Dijon
- Una cucharada sopera de vinagre de vino blanco
- Tres cucharadas de aceite de oliva, sal
- Una lechuga iceberg
- Una lata de corazón de palmitos (400 g)
- Un pimiento

Preparación

1. Cortar el filete de hoja de Aloe vera en dados, retirar la pulpa con agua caliente y escurrir bien. Pasar la mostaza de Dijon, el vinagre, el aceite y una pizca de sal por la batidora.
2. Limpiar la lechuga, lavar, escurrir y cortarla en tiras finas. Agregar los palmitos previamente troceados.

Repartir la lechuga y los dados de aloe en cuatro platos. Agregar unas gotas de la vinagreta y sazonar con sal y pimienta. Servir.

Buqué de ensalada con Aloe vera

Ingredientes para cuatro raciones

- Cuatro raciones de lechugas de temporada mezcladas
- 600 g de filete de hoja fresca de Aloe vera
- Dos pomelos
- Hierbas aromáticas frescas (perejil, estragón u otras)
- Ocho cucharadas de aceite de oliva
- Dos o tres cucharadas de vinagre balsámico de vino blanco
- Dos cucharaditas de mostaza de Dijon
- Sal
- Pimienta

Preparación

1. Limpiar, lavar, escurrir y trocear las hojas de lechuga y disponerlas en cuatro platos. Cortar el filete de hoja de Aloe vera en pedazos, retirar la pulpa con agua caliente y escurrir bien.
2. Pelar los pomelos y cortar en filetes con un cuchillo afilado (quitarle la piel blanca en la medida de lo posible). Cortar los filetes de pomelo en trozos muy pequeños. Distribuir el Aloe vera y el pomelo en las ensaladas.
3. Limpiar, escurrir y picar finas las hierbas aromáticas. Hacer una vinagreta con el aceite, la mostaza, la sal,

la pimienta y las hierbas y rociar sobre las ensaladas. Servir de inmediato.

En esta ensalada, los ingredientes pueden variar según el gusto. Utilice hortalizas de temporada; canónigos y endivias en invierno, por ejemplo.

Ensalada de rúcula con aloe y fresas

Ingredientes para cuatro raciones

- 250 g de fresas
- 100 g de filete de hoja de Aloe vera
- Dos cucharadas de aceite balsámico de vino tinto
- Dos puñados de rúcula
- Dos cucharadas de aceite de oliva
- Sal
- Pimienta
- Cuatro cucharaditas de nueces tostadas

Preparación

1. Limpiar las fresas y cortarlas en cuatro partes. Cortar el filete de hoja fresca de Aloe vera en dados, retirar la pulpa con agua caliente y escurrir bien.
2. Mezclar en una fuente grande las fresas y los dados de aloe con una cucharadita de vinagre balsámico y dejar reposar de cinco a diez minutos. Limpiar, escurrir y trocear la rúcula al gusto.
3. Mezclar en una fuente pequeña una cucharadita de vinagre balsámico con aceite de oliva, sal y pimienta.
4. Añadir la rúcula a las fresas y el aloe, aliñar con la vinagreta y decorar con las nueces.

Ensalada de papaya y aguacate con aloe

Ingredientes para cuatro raciones

- Dos papayas
- Un aguacate
- Una cucharada de zumo de limón
- 150 g de filete de hoja fresca de Aloe vera
- Dos cogollos pequeños de lechuga iceberg
- Dos cucharadas de zumo de pomelo
- Una cucharada de aceite de oliva
- Una cucharada de vinagre de vino blanco
- Sal
- Pimienta

Preparación

1. Pelar las papayas y el aguacate y cortar en rodajas finas. Rociar el aguacate con unas gotas de zumo de limón. Cortar el filete de hoja fresca de Aloe vera en dados, retirar la pulpa con agua caliente y escurrir bien. Limpiar, secar y trocear los cogollos.
2. Depositar los cogollos junto con el aguacate, la papaya y los dados de aloe en una fuente grande. Aliñar con el zumo de pomelo, el aceite de oliva y vinagre, sazonar con sal y pimienta, remover con cuidado y servir de inmediato.

La papaya, el aguacate y el aloe son tres elementos decorativos en una ensalada refrescante.

Ensalada Waldorf con aloe

Ingredientes para cuatro personas

- Dos apios pequeños
- Zumo de dos limones
- Dos peras
- Dos manzanas (reineta, o cualquier manzana ácida)
- Dos manojos de perejil
- Dos cucharadas de miel
- Una cucharada de nueces picadas
- Dos nueces enteras
- 50 ml de jugo de Aloe vera
- Ralladura de un limón
- 160 g de crema de leche

Preparación

1. Pelar el apio, picarlo fino y rociarlo con unas gotas de zumo de limón. Limpiar las peras y las manzanas y cortarlas en trocitos. Mezclar la fruta con el apio picado.
2. Lavar el perejil, escurrir y picar muy fino. Mezclar la miel con las nueces picadas, el perejil, el jugo de Aloe vera, la ralladura de limón y la crema de leche. Aliñar la ensalada con esta salsa. Disponer el conjunto en cuatro platos.
3. Partir las nueces con cuidado y adornar cada plato con una mitad.

Ensalada de hinojo, naranjas y aloe

Ingredientes para cuatro raciones

- 150 g de filete de hoja de Aloe vera
- Dos raíces de hinojo medianas
- Dos cucharadas de aceitunas negras sin hueso
- Cinco naranjas medianas
- Un manojo de perejil
- Una cucharadita de aceite de oliva
- Sal
- Pimienta

Preparación

1. Cortar el filete de hoja fresca de Aloe vera en dados, retirar la pulpa con agua caliente y dejar escurrir bien. Lavar el hinojo, cortar en cuatro partes, quitarle el tronco y cortar las hojas en rodajas finas. Trocear las aceitunas.
2. Pelar las naranjas y cortar en filetes, desechando la piel blanca. Exprimirlas con las manos y depositar su jugo en una fuente grande junto con sus mondaduras. Lavar el perejil, escurrir y picar fino.
3. Añadir el hinojo, los dados de aloe, el perejil, las aceitunas y el aceite de oliva. Sazonar con sal y pimienta. Mezclar con cuidado y servir de inmediato.

La ensalada Waldorf se oxida con rapidez. Es por ello que el apio y la manzana (preferiblemente reineta) deben rociarse con unas gotas de zumo de limón inmediatamente. Si lo prefiere, también puede probar a añadir unas uvas negras o blancas a la ensalada.

Ensalada de arroz al curry y uvas

Ingredientes para cuatro raciones

- 200 g de arroz integral o de grano largo
- Dos cucharadas de aceite de oliva
- Una cucharada de curry en polvo
- Sal
- Pimienta
- 50 ml de zumo de lima ácida
- 200 g de filete de hoja fresca de Aloe vera
- 250 g de uvas negras sin pepita
- Cuatro cucharadas de hojas de menta fresca
- Dos cucharadas de anacardos tostados

Preparación

1. Lavar el arroz hasta que el agua salga clara. En una sartén mediana calentar una cucharada de aceite de oliva. Echar el curry en polvo y calentar durante 30 segundos. Agregar el arroz, 500 ml de agua y sazonar con una cucharadita de sal y un cuarto de cucharadita de pimienta.
2. Dejar hervir y reducir el fuego. Tapar y dejar cocer hasta que el arroz esté listo y el líquido se haya evaporado. Agregar agua las veces que sea necesario.
3. Esponjar el arroz con un tenedor y depositar en un recipiente plano. Mezclar el arroz con el zumo de lima ácida y una cucharada de aceite de oliva, y sazonar con sal y pimienta. Dejar enfriar la ensalada durante una hora aproximadamente.
4. Cortar el filete de hoja fresca de Aloe vera en dados, retirar la pulpa con agua caliente y dejar escurrir bien.

Limpiar las uvas y cortarlas por la mitad. Limpiar la hierbabuena, dejar secar y cortarla fina. Partir los anacardos. Añadir el conjunto al arroz y remover.

A quien le guste la carne, puede modificar esta ensalada vegetariana al curry y uvas. Freir 250 g de pechuga de pollo por ambos lados y cortarlo en tiras largas. Añadir el pollo a la ensalada. Las uvas sin pepitas también pueden sustituirse por dados de mango fresco o puntas de espárrago en conserva.

Platos principales

Con o si carne, estas recetas con Aloe vera salen siempre muy bien paradas. Tanto si se deciden por un plato de verdura hecha en un wok, un filete de salmón, unos fideos, un gratinado o un plato de carne: no echará de menos nada en el plato. Debido a lo sencillo de su preparación, son aptas para todas las ocasiones. Y el gran número de ingredientes naturales las hacen especialmente deliciosas.

Jambalaya de aloe

Ingredientes para cuatro raciones

- 150 g de apio en rama
- Una guindilla verde
- Un cebolla
- Dos dientes de ajo
- Tres cucharadas de aceite de girasol u oliva
- Una hoja de laurel grande
- Dos ramitas de tomillo fresco
- Un litro de caldo vegetal
- 150 g de okra
- 150 g de calabaza

- 425 g de tomates troceados en conserva
- 10 g de mazorcas baby en conserva
- 250 g de arroz arborio
- Sal, pimienta y una pizca de pimienta cayena
- 425 g de habas en conserva
- Dos cucharadas de perejil fresco
- 250 g de filete de hoja fresca de Aloe vera

Jambalaya es el nombre con el que se conoce a los platos de arroz típicos de la cocina de los cajunes o criollos de Luisiana. Al parecer, surge de la combinación de la palabra «jambon» («jamón» en francés), «à la» («al modo» en francés) y «ya-ya» («arroz» en africano occidental).

Preparación

1. Limpiar y lavar el perejil y la guindilla. Cortar el perejil en rodajas finas y la guindilla en dados. Pelar la cebolla y el ajo, y picarlos. Sofreír en aceite durante cinco minutos. Añadir la hoja de laurel y el tomillo y freír durante dos minutos. Verter el caldo, remover bien y dejar cocer.
2. Limpiar la okra, pelar la calabaza y sazonar con la pimienta cayena. Agregar a la cazuela junto con el tomate y el maíz. Reducir el fuego y dejar cocer durante cinco minutos, hasta que el arroz esté listo.
3. Sazonar con sal, pimienta y pimienta cayena. Cocer brevemente, reducir el fuego y dejar hervir el conjunto a fuego suave durante dos minutos, removiendo de vez en cuando. Cortar el filete de hoja fresca de Aloe vera en dados, retirar la pulpa con agua caliente y dejar secar.

4. Limpiar las habas y dejar secar. Mezclar las habas con el perejil y cocinar durante cinco minutos. Cuando el arroz esté listo, probar, remover y servir.

Pisto al aloe

Ingredientes para cuatro raciones

- Una cebolla
- Cuatro dientes de ajo
- Cuatro cucharadas de aceite de oliva
- Media cucharada de puré de tomate
- 650 g de tomates troceados en conserva
- Media cucharadita de azúcar
- Un buqué de hierbas (apio, puerro, romero, tomillo, media hoja de laurel, orégano, albahaca)
- Una berenjena grande
- De cuatro a seis cucharadas de aceite vegetal
- Dos guindillas rojas
- Una guindilla verde
- 350 g de calabacín
- 300 g de filete de hoja fresca de Aloe vera
- Doce hojas de albahaca
- Sal, pimienta

Preparación

1. Pelar la cebolla y el ajo y picarlos finos. Rehogar la cebolla y medio ajo en un poco de aceite durante cinco minutos. Añadir el puré de tomate y calentar de dos a tres minutos. Agregar los tomates troceados, el azúcar y el bouquet guarnecido, y cocer de diez a

quince minutos, sin dejar de remover, hasta que la salsa se haya espesado.

2. Limpiar, lavar la berenjena y cortarla en dados. Calentar las cuatro cucharadas de aceite vegetal y freír la berenjena de cinco a nueve minutos, sin dejar de remover. Añadir aceite al gusto. Retirar la berenjena y escurrir el aceite en papel de cocina.
3. Cortar las guindillas por la mitad, limpiar y cortarlas en trozos pequeños. Freír en una sartén de ocho a diez minutos sin dejar de remover. Retirarlas del fuego y escurrir el aceite en papel de cocina. Limpiar el calabacín, cortarlo en dados y freírlos hasta que queden blandos. Quitarles la grasa restante. Cortar el filete de hoja fresca de Aloe vera en dados, retirar la pulpa con agua caliente y dejar escurrir bien.
4. Calentar el horno a 190 °C. Mezclar los vegetales, la salsa de tomate (con el buqué aromático) y los dados de aloe. Salpimentar y depositar en una fuente. Introducir en el horno de 10 a 15 minutos.
5. Limpiar las hojas de albahaca y picarlas finas. Calentar ligeramente dos cucharadas de aceite de oliva con el ajo y la albahaca restantes. Sacar el pisto del horno, retir el buqué aromático y mezclar con el aceite, el ajo y la albahaca. Servir con pan de baguette.

El pisto en España, la ratatouille en Francia o la peperonatta en Italia, son unos platos de verduras de temporada típicos de la cocina mediterránea que combinan muy bien con el Aloe vera.

Wok de verduras con aloe

Ingredientes para cuatro raciones

- 300 g de brócoli
- Una mazorca de maíz
- Un trozo de jengibre fresco (aprox. 2,5 cm)
- 50 g de mantequilla
- Dos cucharadas de aceite de sésamo
- Un diente de ajo
- Un cuarto decucharadita de cúrcuma
- 150 g de filete de hoja fresca de Aloe vera
- Dos ramitas de hierba de limón
- Dos guindillas verdes
- 75 g de guisantes
- 50 g de brotes de soja
- Dos zanahorias
- Dos cebolletas
- 75 g de hongo ostra u hongo Shiitake
- 400 ml de leche de coco
- Sal, pimienta y cilantro fresco para guarnecer

Preparación

1. Limpiar el brócoli y cortar los brotes. Dividir la mazorca en ocho partes. Blanquear las verduras durante cinco minutos en ollas separadas. Escurrir y reservar.
2. Pelar el jengibre y picarlo fino. Calentar la mantequilla y el aceite de sésamo en el wok. Pelar el ajo, picarlo y añadirlo junto con el jengibre y la cúrcuma a la grasa líquida. Sofreír ligeramente durante 30 segundos para que el aroma de las especies se mezclen con el aceite.

3. Cortar el filete de hoja fresca de Aloe vera en dados, retirar la pulpa con agua caliente y escurrir.
4. Cortar la hierbaluisa en juliana. Lavar, limpiar, despepitar y trocear la guindilla. Limpiar y escurrir los guisantes y los brotes de soja. Pelar las zanahorias y cortarlas en rodajas. Limpiar las cebolletas y cortarlas en pedazos muy pequeños. Limpiar los hongos y cortarlos en cuatro partes. Verter el conjunto en el wok y freír de cuatro a cinco minutos sin dejar de remover, hasta que la verdura esté blanda. Agregar la leche de coco y los dados de Aloe vera.
5. Mezclar bien los ingredientes y dejar cocer durante dos minutos. Sazonar con sal y pimienta y guarnecer con cilantro.

Los ingredientes tradicionalmente asiáticos como la hierba de limón o el cilantro fresco se pueden encontrar tanto en tiendas asiáticas como en las secciones de comida especializada de los grandes almacenes. En lugar de una mazorca de maíz entera, puede utilizar granos de maíz en conserva.

Tagliatelle con limón y aloe

Ingredientes para cuatro raciones

- 200 g de filete de hoja fresca de Aloe vera
- Un limón
- Cuatro escalonias
- Sal, pimienta y una cucharada de pimienta en polvo
- Seis cucharadas de aceite de oliva
- Tres ramitas de perejil
- 400 g de tagliatelle

Preparación

1. Cortar el filete de hoja fresca de Aloe vera en dados, retirar la pulpa con agua caliente y dejar escurrir. Limpiar el limón, pelarlo muy fino y exprimir. Pelar las escalonias y picarlas finas.
2. Depositar las cebollas, las mondaduras y el zumo de limón en una olla y calentar a fuego medio. Sazonar con sal y pimienta. Añadir la pimienta en polvo y el aceite de oliva. Calentar las salsa sin llevarla a ebullición. Limpiar el perejil, escurrirlo y cortarlo fino.
3. Llevar a ebullición una olla grande llena de agua con abundante sal para la pasta. Cocer los tagliatelle durante diez minutos hasta que estén al *dente*. Una vez finalizado el tiempo de cocción, añadir los dados de aloe. Escurrir la pasta y mezclarla inmediatamente con el resto de ingredientes. Espolvorear con perejil y servir.

Macarrones con pesto de rúcola y aloe

Ingredientes para cuatro raciones

- Una naranja pequeña
- 150 g de rúcula
- Medio manojo de albahaca
- 200 g de filete de hoja fresca de Aloe vera
- 50 g de pistachos sin sal
- 500 g de macarrones
- Un calabacín pequeño
- Dos dientes de ajo
- 75 g de parmesano fresco rallado
- Ocho cucharadas de aceite de oliva
- Sal
- Pimienta

Preparación

1. Lavar la naranja, retirar la parte blanca, secar, rallar media cucharadita de la mondadura. Cortarla en dos mitades y exprimirlas. Limpiar la rúcula, seleccionando las hojas más grandes; pasarla por agua y escurrir bien. Limpiar la albahaca, desechar las hojas del tallo y escurrir. Retirar la pulpa de Aloe vera con agua y escurrir bien. Picar finamente la rúcula, la albahaca y los pistachos.
2. Llenar una olla de abundante agua con sal y cocer los macarrones al dente según las instrucciones del paquete. Mientras tanto, limpiar el calabacín y cortarlo en dados pequeños. Pelar el ajo, picarlo y añadir a los dados de calabacín. Añadir el parmesano, la mondadura de naranja, el aceite de oliva y la sal y remover hasta conseguir una pasta espesa. Sazonar con sal y pimienta recién molida.
3. Retiras los macarrones del fuego, escurrir y servir con el pesto.

En lugar de los macarrones, se puede utilizar cualquier otro tipo de pasta. Asegúrese de que la forma de la pasta elegida armonice con los dados de Aloe vera.

Tofu glaseado con zanahorias

Ingredientes para cuatro raciones

- 300 g de filete de hoja fresca de Aloe vera
- Dos cucharadas de aceite vegetal
- Tres cucharadas de salsa de soja
- Una cucharadita de sal
- 750 g de zanahoria

- Cuatro escalonias
- De una a tres cucharaditas de vinagre de arroz
- Una o dos cucharaditas de aceite de sésamo oscuro

Preparación

1. Cortar el filete de hoja fresca de aloe en dados, retirar la pulpa con agua caliente y escurrirlos bien. Encender el horno. Mezclar en una fuente grande el aceite vegetal, la salsa de soja y la sal. Limpiar, pelar y cortar las zanahorias en trozos de cinco cetímetros de largo aproximadamente. Verter en la marinada y mezclar bien. Con una espumadera, introducirlos en un molde resistente al fuego.
2. Escurrir el tofu y cortar en 32 trozos de igual tamaño. Añadirlo por porciones a la marinada y pasarlos al molde una vez escurridos. Dejar la marinada restante en la fuente.
3. Introducir el molde durante 10 minutos en el horno. Hornear la verdura y el tofu de 30 a 35 minutos, hasta que las zanahorias estén blandas y el tofu adquiera un color dorado. Voltear de vez en cuando.
4. Pelar las escalonias y cortar en rodajas finas. Añadir los vegetales horneados y el Aloe vera en la marinada. Agregar las escalonias, el vinagre de arroz y el aceite de sésamo y mezclar con cuidado.

Es preferible que para esta receta asiática utilice el aceite adecuado, como por ejemplo aceite de cacahuete o de sésamo oscuro.

Fideos de sésamo con aloe

Ingredientes para cuatro raciones

- 500 g de fideos de sésamo o fideos de arroz chino
- Sal
- 250 g de guisantes
- Una guindilla roja
- 200 g de filete de hoja fresca de aloe
- Dos dientes de ajo
- Cuatro cucharadas de mantequilla de cacahuete
- Un chile jalapeño
- 50 ml de salsa de soja
- 50 ml de vinagre de arroz
- Dos cucharadas de aceite de sésamo

Preparación

1. Cocer los fideos al dente siguiendo las indicaciones del envase. Retirarlos y pasarlos por agua fría.
2. Lavar los guisantes y blanquearlos de tres a cinco minutos. Limpiar, lavar y cortar en tiras finas la guindilla. Cortar el filete de hoja fresca de Aloe vera en dados, retirar la pulpa con agua caliente y escurrir. Mezclarlo todo en una fuente junto con los fideos. Pelar el ajo.
3. Pasar por la batidora la mantequilla de cacahuete, el ajo, el chile jalapeño, la salsa de soja, el vinagre de arroz, 75 ml de agua caliente, el aceite de sésamo y un cuarto de cucharada de sal. Añadir la mezcla a los fideos con verduras y remover. Servir frío o a temperatura ambiente.

Salmón con guarnición de escalonia y aloe

Ingredientes para cuatro personas

- Una cebolla
- Cuatro escalonias
- Cuatro filetes de salmón de 200 g
- Tres cucharadas de aceite de girasol
- Sal, pimienta
- Una y media cucharadas de azúcar
- Una cucharada de vinagre de vino blanco
- 140 g de filete de hoja fresca de Aloe vera

Preparación

1. Encender el horno. Pelar las cebollas y las escalonias y picarlas finamente. Ponerlas en remojo en agua fría.
2. Echar un chorrito de aceite al salmón por ambos lados, sazonar con media cucharadita de sal y un cuarto de cucharadita de pimienta. Introducir en el horno durante ocho minutos con el lado de la piel hacia arriba.
3. Mientras tanto, cortar el filete de hoja fresca de Aloe vera en dados, retirar la pulpa con agua caliente y escurrir. Dejar secar las cebollas y las escalonias, retirando el agua restante con papel de cocina. Añadir los dados de aloe, el azúcar, el vinagre y una pizca de sal y pimienta. Servir el salmón con la guarnición.

Gnocchi con aloe y hierbas aromáticas

Ingredientes para cuatro raciones

- Un kilo de patatas harinosas
- Dos huevos

- Sal
- 200-250 g de harina
- 300 g de filete de hoja fresca de Aloe vera
- Dos o tres de ramitas de albahaca
- 30 g de mantequilla
- 150 g de queso gorgonzola
- 125 g de nata líquida

Preparación

1. Hervir las patatas con la piel entre 30 y 40 minutos, retirar y pelar inmediatamente. Todavía calientes, pasarlas por un pasapurés con los huevos, la sal y la harina, hasta conseguir una masa fina. Cortar la masa en trozos gruesos como el puño.
2. Llevar a ebullición una olla de agua con sal, añadir los gnocchi. Tan pronto como suban a la superficie, sacarlos del agua con una espumadera. Dejar escurrir brevemente y depositarlos en un molde.
3. Limpiar el filete de hoja fresca de Aloe vea y escurrir. Pasarlo por la batidora. Limpiar, secar y picar la albahaca. Calentar el horno a 220 °C. Calentar la mantequilla, el gorgonzola, el Aloe vera y la nata líquida en una olla y remover, hasta que el queso se haya fundido. Añadir la albahaca. Rociar los gnocchi con la salsa de Alo vera. Gratinar en el horno durante quince minutos, hasta que la salsa adquiere un color dorado. La ensalada de tomate es un acompañamiento perfecto.

Para preparar los gnocchi es muy importante utilizar patatas harinosas para que la masa no se descomponga a la hora de cocinarla.

Gratinado de patatas con aloe

Ingredientes para cuatro raciones

- 300 g de filete de hoja fresca de Aloe vera
- 600 g de patatas harinosas
- Una cebolla
- Sal
- Pimienta
- Nuez moscada
- 50 g de queso rallado
- 125 g de nata líquida
- 240 g de leche entera
- 50 g de mantequilla para el molde

Preparación

1. Cortar el filete de hoja fresca de Aloe vera en rodajas finas, retirar la pulpa con agua caliente y escurrir el Aloe vera. Pelar las patatas y la cebolla y cortarlas en rodajas finas. Depositar en capas el aloe, las patatas y las cebollas en un molde impregnado de mantequilla. Sazonar cada capa con sal, pimienta y nuez moscada, y espolvorear con el queso rallado.
2. Mezclar la nata líquida con la leche y rociar el contenido del molde. Calentar el horno a 180 °C. Cubrir con una hoja de papel de alumino y dejar en el horno durante 45 minutos.
3. Retirar la hoja, cubrir el gratinado con nueces de mantequilla y volver a dejar en el horno durante quince minutos a 220 °C.

Escalope de ternera con aloe y setas a las finas hierbas

Ingredientes para cuatro raciones

- 250 g de filete de hoja fresca de Aloe vera
- Dos escalonias
- 250 g de champiñones
- Tres cucharadas de tomillo
- Estragón, perejil
- 45 g de mantequilla
- Cuatro escalopes de ternera de 180 g
- 140 ml de caldo
- 40 ml de vino de jerez
- 180 ml de leche
- Sal, pimienta
- Una cucharada de zumo de limón

Preparación

1. Cortar el filete de hoja fresca de Aloe vera en dados, retirar la pulpa con agua caliente y dejar escurrir. Pelar las escalonias y picarlas finas. Limpiar y cortar por la mitad los champiñones. Limpiar, secar y picar finamente las especias. Fundir la mantequilla en una sartén. Cuando empiece a formar espuma, añadir los escalopes y freírlos de dos a tres minutos por ambos lados.
2. Retirar la carne de la sartén, añadir los champiñones y rehogar durante dos minutos sin dejar de remover. Añadir las especias, el caldo y el vino de jerez. Remover bien y llevar a ebullición. Echar la carne en la sartén, taparla y dejar cocer de 10 a 15 minutos a fue-

go suave. Depositar el conjunto en una fuente y mantener caliente.

3. Verter la leche en la sartén, salpimentarla y dejarla hervir durante cinco minutos, hasta que empiece a evaporarse. Añadir el zumo de limón y el aloe y dejar cocer durante 3 minutos. Antes de servir, bañar los escalopes de ternera con la salsa.

El Aloe vera armoniza muy bien con todo tipo de setas. Puede acompañarse, por ejemplo, con gírgolas o rebozuelos.

Estofado de buey tunecino

Ingredientes para cuatro personas

- 900 g de redondo de ternera
- 60 ml de aceite de oliva
- Dos cebollas
- Cuatro dientes de ajo
- Una cucharada de comino
- Dos cucharaditas de pimienta en polvo
- 675 g de tomates troceados en conserva
- 450 ml de caldo vegetal
- Una hoja de laurel
- Una cucharada de cilantro fresco
- 400 g de filete de hoja fresca de aloe
- Sal y pimienta
- 120 g de ocra

Preparación

1. Cortar la carne en dados de cinco centímetros de grosor y calentar aceite en una sartén. Añadir las porcio-

nes de carne y dorar rápidamente por ambos lados, unos seis minutos por porción. Pelar la cebolla y cortarla el rodajas. Pelar el ajo y picarlo fino.

2. Retirar la carne de la sartén. Agregar la cebolla y rehogar hasta que adquiera un color marrón claro. Sazonar con el comino, la pimienta en polvo y el ajo y calentar durante dos minutos. Agregar el tomate, el caldo, la hoja de laurel, el cilantro, la sal, el pimiento y llevar a ebullición. Tapar y dejar cocer durante dos horas sin dejar de remover periodicamente.
3. Cortar el filete de hoja fresca de Aloe vera en dados, retirar la pulpa con agua caliente y dejar secar. Lavar, limpiar la ocra y picarla fina. Añadir el aloe y la ocra quince minutos antes de la cocción.
4. Retirar la hoja de laurel y servir con arroz o cuscús.

La ocra, de la que nos comemos las flores inmaduras, y el cilantro pueden encontrarse en establecimientos de venta de productos orientales.

Carne de cordero con hinojo y Aloe vera

Ingredientes para cuatro raciones

- 650 g de carne de cordero
- Tres escalonias
- 60 g de mantequilla
- Dos cucharadas de harina
- 350 ml de caldo
- Ralladura y zumo de una naranja
- Dos cucharadas de hinojo verde
- Una hoja de laurel

- Sal
- Pimienta
- 150 g de filete de hoja fresca de Aloe vera

Preparación

1. Cortar la carne de cordero en rodajas de un centímetro de grosor. Pelar las escalonias y picarlas finas.
2. Fundir mantequilla en una sartén y dorar la carne por ambos lados. Retirarla de la sartén y mantenerla caliente. Reducir el fuego, rehogar las escalonias en la grasa y retirarlas. Verter la harina en la sartén y remover hasta que se dore. Añadir el caldo, la ralladura y el zumo de naranja. Remover y llevar a ebullición. Lavar, escurrir y picar fino el hinojo verde. Depositar el hinojo, la carne, las cebollas, la hoja de laurel, la sal y el pimiento en la sartén, tapar y dejar cocer a fuego lento durante 40 minutos, hasta que la carne esté hecha.
3. Cortar el filete de hoja fresca de Aloe vera en dados, retirar la pulpa con agua caliente y dejar secar. Añadir a la sartén y dejar cocer durante cinco minutos. Retirar la hoja de laurel. Servir la carne con arroz.

El hinojo aporta a este plato el aroma. Si lo prefiere, puede utilizar un bulbo de hinojo entero, limpiándolo y cortándolo en láminas finas y dejándolo en la sartén aproximadamente cinco minutos.

Postres

El postre debe encajar perfectamente bien con el plato principal, y no tiene que ser necesariamente dulce. Aquí encontraremos postres para los amantes de los helados y la fruta, y para los paladares más finos. Y si no termina de decidirse entre el aloe de Tahiti y la macedonia ligera, pruebe a mezclarlos y atrévase a eliminar por primera vez el plato principal.

Fritura de Aloe vera a la Tahití

Ingredientes para seis raciones

- 300 g de filete de hoja fresca de Aloe vera
- Dos plátanos
- 100 g de harina
- Una cucharadita y media de levadura química
- Una cucharadita y cuarto de sal
- Un huevo
- 120 ml de leche
- Una cucharada de mantequilla fundida
- Aceite para freír
- Una cucharadita de azúcar con canela o 50 g de miel

Preparación

1. Cortar el filete de hoja fresca de Aloe vera en trozos, retirar la pulpa con agua caliente y dejar escurrir bien. Pelar los plátanos y cortar en trozos de tres centímetros de largo. Mezclar la harina, la levadura y la sal. Mezclar en una fuente el huevo, el azúcar, la leche y la mantequilla, añadir los ingredientes escurridos y remover hasta conseguir una pasta.
2. Poner un poco de aceite en una sartén grande y calentar a 180 °C. Incrustar en la masa los trozos de Aloe vera y los plátanos, y freír de tres a cuatro minutos en la sartén con aceite caliente hasta que adquieran un color dorado. Darles la vuelta una vez.
3. Retirar la grasa restante de los trozos que se han cocido en papel de cocina e introducir en el horno a 50 °C hasta que el resto de trozos de Aloe vera y plátano se hayan frito.
4. Espolvorear con azúcar con canela o rociar con miel, y servir caliente.

La fritura de Aloe vera no sólo se puede hacer con plátanos. En esta receta se pueden sustituir por otras frutas, como manzanas, piña o mangos.

Macedonia de Aloe vera

Ingredientes para cuatro raciones

- 300 g de filete de hoja fresca de Aloe vera
- 200 g de piña
- Una naranja
- 240 g de melón amarillo
- Un plátano

- Un melocotón
- Dos maracuyás
- 50 g de miel de flores
- Una cucharada de licor de naranja (al gusto)
- 50 g de nueces peladas
- Nata montada (para servir)

Preparación

1. Trocear el filete de hoja fresca de Aloe, retirar la pulpa con agua caliente y dejar escurrir el aloe. Pelar la piña, la naranja, el melón y el plátano y cortar en trozos grandes e iguales. Limpiar el melocotón y cortarlo en ocho partes. Lavar el maracuyá y cortarlo en cuatro partes.
2. Pasar la mitad de los trozos de Aloe vera por la batidora y añadir la miel y el licor de naranja hasta conseguir una salsa fina, y mezclar con el resto de frutas. Tostar brevemente las nueces y añadirlas a la macedonia. Servir con nata montada.

Esta macedonia también se puede preparar en porciones individuales guardándolas en envases herméticos y añadiendo unas gotas de limón para evitar que algunas frutas se oscurezcan.

Crema de tofu y aloe

Ingredientes para cuatro raciones

- 400 g de filete de hoja fresca de Aloe vera
- 300 g de tofu suave
- Dos cucharadas de zumo de naranja
- Dos cucharadas de miel

- 100 g de nata líquida
- Una cucharada de ron blanco
- 100 g de almendra molida

Preparación

1. Cortar el filete de hoja fresca de Aloe vera en dados finos, retirar la pulpa con agua caliente y escurrir bien. Pasar un tercio de los dados de aloe junto con el tofu, el zumo de naranja y la miel por la batidora hasta conseguir una crema fina.
2. Depositar la crema en una fuente y mezclar con el resto de los dados de Aloe vera. Batir la nata, añadirle ron al gusto y mezclar con la crema.
3. Depositar las almendras molidas directamente en una sartén sobre el fuego y remover hasta que se tuesten. Espolvorear las almendras tostadas sobre la crema de tofu y aloe. Servir la crema.

Corazón de crema de canela con fresas

Ingredientes para cuatro/seis porciones

- 200 g de de filete de hoja fresca de Aloe vera
- 225 g de queso fresco cremoso
- 400 g de nata líquida para montar
- 90 g de azúcar en polvo
- Dos cucharadas de canela
- 200 g de fresas

Preparación

1. Cortar el filete de hoja fresca de aloe en dados pequeños, retirar la pulpa con agua caliente y dejar secar bien. Pasar el queso fresco por la batidora hasta obte-

ner una textura cremosa. Montar 60 g de nata hasta que conseguir una textura espesa. Agregar el azúcar en polvo y la canela cuidadosamente a la nata. Del mismo modo, añadir la crema de queso fresco y los dados de aloe a la nata.

2. Recubrir una gran molde con forma de corazón o cuatro o seis moldes pequeños con film transparente. Rellenar con la mezcla de queso y nata, alisarlo bien y cubrir con el film. Dejar enfriar la crema de canela un mínimo de ocho horas.
3. Limpiar las fresas, quitarles el rabillo y pasarlas por la batidora. Antes de servir la crema, retirar el film del molde y volcarla en un plato. Hacer lo mismo con los moldes pequeños en cuatro o seis platos de postre. Verter la crema de fresas sobre el corazón de canela.

Yogur de aloe helado con piña

Ingredientes para cuatro raciones

Para el yogur helado:

- 300 g de yogur natural
- 300 g de yogur de Aloe vera
- 40 g de azúcar en polvo
- 110 g de gel de Aloe vera (envasado)
- 120 g de nata entera para montar

Para la piña caramelizada:

- Una piña
- Dos cucharadas de mantequilla
- 80 g de azúcar
- Dos cucharadas de ron negro (o zumo de naranja)

Preparación

1. Mezclar los dos yogures con el azúcar en polvo y el gel de Aloe vera. Añadir la nata líquida e introducir el conjunto en la heladora (seguir las instrucciones del aparato).
2. Pelar la piña, desechar los «ojos» marrones y cortarla en ocho partes. Fundir la mantequilla en una sartén a fuego alto y taparla.
3. Depositar la piña en una fuente grande y espolvorearla con azúcar. Rehogar las porciones de piña en la mantequilla de 10 a 15 minutos hasta que adquieran un color dorado.
4. Retirar la fruta. Rociar la sartén con ron y calentar brevemente, rociar sobre la piña. Servir la piña con el helado.

Si no se dispone de heladora, puede dejar enfriar la masa de helado en un pequeño molde de plástico.

Arroz con leche con azúcar de jengibre

Ingredientes para cuatro raciones

- 200 g de filete de hoja fresca de aloe
- 200 g de arroz con leche
- 550 ml de leche
- 50 g de mantequilla
- Tres o cuatro cucharadas de azúcar
- Sal
- Una vaina de vainilla
- Media cucharada de jengibre en polvo

Preparación

1. Retirar la pulpa del filete de hoja fresca de Aloe vera con agua caliente y dejar escurrir bien. Pasar por la batidora y obtener una masa algo espesa.
2. Poner a hervir en 250 ml de agua el arroz, la leche, la mantequilla, una cucharadita de azúcar y una pizca de sal, y remover. Cortar la vaina de vainilla a lo largo, raspar la pulpa y añadirla al arroz. Tapar la olla y dejar hervir durante veinte minutos a fuego suave.
3. Incorporar el filete de hoja fresca al arroz con leche cocido. Verter en cuatro tazas grandes enjuagadas con agua fría y dejar enfriar. Servir en cuatro platos de postre. Mezclar el jengibre con dos o tres cucharaditas de azúcar y espolvorear el arroz con la mezcla.

Naranjas al sirope de lima ácida

Ingredientes para cuatro raciones

- 200 g de filete de hoja fresca de Aloe vera
- Cuatro naranjas
- 70 g de azúcar
- 75 ml de vino blanco seco
- Una cucharada y media de semillas de anís
- Una cuchara de zumo de lima ácida
- La ralladura de media lima ácida

Preparación

1. Cortar el filete de hoja fresca de Aloe vera en dados pequeños, retirar la pulpa con agua caliente y dejar escurrir bien. Pelar las naranjas con un cuchillo afilado, desechando la parte blanca. Cortar las naranjas en

rodajas de un centímetro de grosor y depositarlas en una superficie plana junto con los dados de aloe.

2. Poner en una sartén pequeña 75 ml de agua, añadir el azúcar, el vino y las semillas de anís, y llevar a ebullición a fuego alto. Reducir el fuego y dejar cocer durante 25 minutos hasta obtener 75 ml de sirope.
3. Filtrar el sirope, añadir el zumo de lima ácida y la ralladura y remover. Verter sobre la fruta. Cubrir con film transparente y dejar en el refrigerador un mínimo de 30 minutos.

Las semillas de anís proporcionan a esta receta su aroma especial. Se encuentran en tiendas de productos dietéticos o en farmacias. En su lugar, también se puede utilizar anís en polvo.

Bebidas: la «hora feliz»*

Aloe de coco

Ingredientes para dos bebidas (de 150 ml)

- 125 g de azúcar
- Ralladura de un limón
- Una lima ácida
- 40 ml de gel de Aloe vera
- 100 ml de leche de coco
- 100 ml de ron blanco y hielo picado

1. Para el sirope de azúcar, mezclar 125 ml de agua y la ralladura de limón en una cacerola y calentar sin dejar de remover. Hervir a fuego suave durante diez minutos. Dejar enfriar y depositar en una botella.
2. Pelar la lima ácida, cortar en dados y pasar por la batidora junto con el gel de Aloe vera. Mezclar con 35 ml del sirope de limón, la leche de coco y el ron blanco.
3. Servir con hielo en una copa de cóctel.

* Se conoce con el nombre de «hora feliz» el momento de la puesta de sol en el que en muchos bares ofrecen dos copas por el precio de una. [N. de la T.]

Aloe Toddy

Ingredientes para dos bebidas (de 150 ml)

- 80 ml de gel de Aloe vera
- 60 ml de ginebra
- 60 ml de zumo de lima ácida
- 100 ml de tónica y cubitos de hielo

Agitar todos los ingredientes con dos cubitos de hielo en la coctelera y verter el contenido en dos copas de cóctel previamente enfriadas.

Alemopolitan

Ingredientes parar dos bebidas (de 150 ml)

- 60 ml de vodka
- 100 ml de gel de Aloe vera
- 60 ml de licor de cereza
- 40 ml de zumo o néctar de cereza
- 40 ml de zumo de limón
- Hielo picado

Agitar todos los ingredientes junto con el hielo en una coctelera. Repatir en dos copas de Martini.

Rosy Aloe

Ingredientes parar dos bebidas (de 150 ml)

- 200 ml de sirope de granadina
- 200 ml de Cointreau
- 20 ml de brandy

- 30 ml de gel de Aloe vera
- 200 ml de cava o vino espumoso
- Fresas o frambuesas frescas para guarnecer

1. Pasar por la batidora todos los ingredientes a excepción del cava o vino espumoso.
2. Verter el resultado en dos vasos, echar un chorro de cava o vino espumoso y guarnecer con las frutas.

¿Qué sería un duro día sin una copa para aliviar tensiones? Con la «hora feliz» y gracias al Aloe vera nos tendríamos que sentir un poco mejor a cada trago.

Bloody aloe helado

Ingredientes parar dos bebidas (de 150 ml)

- 130 g de tomate en trozos
- 80 ml de zumo de tomate
- 25 ml de gel de Aloe vera
- 15 ml de zumo de limón
- 20 ml de salsa de Worcestershire
- Tres gotas de tabasco
- 30 ml de vodka
- Dos de pellizcos de sal
- Cubitos de hielo

1. Congelar el tomate troceado. Mezclar el resto de ingredientes y pasar por la batidora hasta obtener una pasta suave.
2. Repartir en dos vasos y servir con cañitas.

Daiquiri de plátano y aloe

Ingredientes parar dos bebidas (de 150 ml)

- Un plátano
- Zumo recién exprimido de una lima ácida y media
- 35 ml de ron blanco
- 115 ml de gel de Aloe vera
- Una cucharada de azúcar glassé
- Cubitos de hielo

1. Pelar el plátano, reservar dos mondaduras. Mezclar todos los ingredientes en la batidora.
2. Repartir el conjunto en dos vasos y guarnecer con las mondaduras de plátano.

Aloe Paradise

Ingredientes parar dos bebidas (de 150 ml)

- 40 ml de gel de Aloe vera
- 60 ml de ginebra
- 40 ml de Cointreau
- 10 ml de zumo de limón
- Cubitos de hielo

Agitar todos los ingredientes con el hielo en la coctelera. Verter en dos vasos previamente enfriados y servir de inmediato.

Margarita aloe

Ingredientes parar dos bebidas (de 150 ml)

- Sal
- Dos rodajas de lima ácida
- 60 ml de tequila blanco
- 40 ml de Cointreau
- 50 ml de gel de Aloe vera
- 60 ml de zumo de limón
- 90 ml de hielo picado

1. Depositar la sal en un platillo. Rociar los bordes con las rodajas de lima ácida. Pasar los bordes por la sal. Desechar la sal sobrante.
2. Agitar fuertemente todos los ingredientes en una coctelera. Servir en los vasos previamente preparados.

Aloe Old Fashioned

Ingredientes parar dos bebidas (de 150 ml)

- Dos terrones de azúcar
- Dos golpes de Angostura
- Cinco cubitos de hielo
- 110 ml de gel de Aloe vera
- 150 ml de bourbon
- Dos ralladuras de limón
- Dos rodajas de naranja para guarnecer

1. Añadir los terrones de azúcar junto con la Angostura y dos gotas de agua caliente en la coctelera y agitar brevemente, hasta que el azúcar se haya diluido.

2. Añadir los cubitos de hielo, el gel de Aloe vera y el bourbon. Agitar.
3. Aplastar un poco al ralladura de limón en la coctelera, para extrarle el aceite, y añadir al conjunto.
4. Repartir el líquido en dos vasos. Guarnecer con las rodajas de naranja y servir de inmediato.

Apéndice

El abecé del Aloe vera

A

aceite

Como el Aloe vera no contiene grasas, en su aplicación externa necesita un par de gotas de aceite para poder extenderse en la piel. Con la ayuda de las moléculas de grasa sus preciados agentes activos pueden penetrar en la piel.

ácido cítrico

A pesar de que el ácido cítrico no se considera un conservante, se utiliza como tal. Al disminuir el pH del Aloe vera, éste se conserva durante más tiempo. Se considera un aditivo.

Acuerdo de la Protección de las Especies del Convenio de Washington

Las especies silvestres de aloe están protegidas desde el 3 de marzo de 1973 por el Acuerdo de la Protección de las Especies del Convenio de Washington.

aloverosa

La principal sustancia activa del Aloe vera es el aloverosa, también llamada acemanan. Esta molécula de azúcar tiene propiedades antivíricas, antibacterianas y antimióticas. Nuestro cuerpo la produce durante la pubertad. Al alcanzar la edad adulta, deja de producirse y sólo la podemos obtener mediante la ingesta de alimentos.

aloe del cabo

El aloe del cabo es una denominación del *Aloe ferox.* El Aloe del cabo procede de Sudáfrica y se le considera el hermano silvestre del Aloe vera. También le conoce como Aloe feroz debido o Aloe amargo debido a su alto contenido en sustancias amargas.

alloeh

La palabra de origen árabe «alloeh», significa «sustancia brillante y amarga».

antranoide

Los antranoides son unas sustancias vegetales con un fuerte efecto laxante que pueden ser muy irritantes para la piel y las mucosas. El antranoide del Aloe vera es la «aloína», la savia amarillo-rosácea de la hoja, que se encuentra en la clorofila y la corteza de la hoja. Sólo está contenida en determinados medicamentos de prescripción médica.

B

barbadensis

A veces encontramos en la denominación del aloe el nombre Miller, como en *Aloe barbadensis Miller,* por el botánico inglés Philip Miller. Este científico la describió por primera vez y la bautizó con el nombre de «Aloe de Barbados» en honor a su supuesto lugar de origen.

C

calidad

Los buenos productores de Aloe vera seleccionan el filete del interior de la hoja de acuerdo a su calidad y pureza. Para ello, los filetes son limpiados en una mesa retroiluminada. De este modo se puede determinar rápidamente la calida del gel.

callo

El callo es el tejido que se forma en el labio de la herida de la planta. También aparece en el aloe cuando arrancamos un brote o el borde de la hoja.

cápsula dehiscente

El fruto maduro del Aloe vera es una cápsula dehiscente y trivalva.

condiciones ambientales

El Aloe vera sobrevive en las condiciones de vida hostiles del desierto y está acostumbrada a las condiciones ambientales extremas.

cultura maya

La cultura maya practicaba un cultivo natural y salvaje de la planta, dejando crecer el Aloe vera en contacto con los árboles, las plantas útiles y hierbas que le proporcionaban sombra y mejoraban el suministro de alimentos del suelo.

D

depuración

Si se sigue un tratamiento «moderado», el jugo de Aloe vera puede ayudar a eliminar toxinas. 30 ml diarios tres veces al día serán suficientes.

E

efecto rejuvenecedor

El gel de la hoja fresca de Aloe vera tiene un verdadero efecto rejuvenecedor, puesto que favorece el almacenamiento de colágeno en la piel. El colágeno alisa la piel de dentro hacia fuera, proporcionándole un aspecto joven y elástico.

F

frío

El Aloe vera es muy sensible al frío. Por ello es indispensable que se guarde en casa tan pronto como empiecen las primeras heladas.

G

gel

El gel de la hoja fresca de Aloe vera, que gracias al fileteado a mano se mantiene a salvo de la sustancia amarga de la aloína, no tiene rival en cuanto al cuidado de la piel. Extraído fresco de la planta, se trata de la aplicación más natural del Aloe vera.

gel de la hoja de Aloe vera

Las propiedades curativas del Aloe vera residen en sus hojas carnosas. Es en su interior donde está su gel natural. Este gel es transparente y adquiere una tonalidad rojiza cuando se oxida.

H

híbrido

Las semillas de Aloe vera que proceden, por ejemplo, de los países mediterráneos, donde muchas especies crecen en estado silvestre, por lo que la mayoría suelen dar lugar a híbridos de inferior calidad. Se trata de descendientes de padres de distintas especies o de padres con distintas propiedades.

J

jugo puro de Aloe vera

El jugo puro es el jugo natural de la planta. Es el jugo sin filtrar que se obtiene directamente del gel de las hojas de Aloe vera con todas sus materias fibrosas.

L

laxante

Sustancias con efecto laxante son, por ejemplo, la aloína del Aloe vera.

liliáceas

El Aloe vera pertenece, según algunos científicos, a la familia de las liliáceas. Otras plantas de esta familia son: el puerro, el espárrago, la cebolla, el jacinto y la estrella de belén.

P

parénquima

El parénquima es la pulpa interior de la hoja de Aloe vera, es decir, el gel o filete contenido en los jugos y bebidas de Aloe vera.

pasteurización

Este proceso permite la conservación de los líquidos tras someterlos a temperaturas de 55 a 60 °C. De este modo se reducen las bacterias sin modificar significativamente la composición, el sabor o el valor nutritivo de dichos líquidos. Esto es aplicable al Aloe vera. Su eficacia se ve inalterada después de ser sometido a temperaturas de entre 70 y 100 °C. Si no se le añade ninguna sustancia, después de someterse a dicho proceso, se puede le continuar considerando «Aloe vera natural 100%».

pecas

El Aloe vera, debido a su contenido en tirosina, detiene la producción de melanina. De este modo, se puede reducir la aparición de pecas en la piel.

Q

quemaduras

Las propiedades calmantes y curativas de los principios activos del aloe lo hacen muy indicado para el tratamiento de quemaduras de todo tipo, incluidas las solares.

R

regeneración celular

Las sustancias nutritivas del Aloe vera estimulan la regeneración y el crecimiento celular de tal modo que las células de la piel crecen de seis a ocho veces más rápido.

resina ahumada

En el jugo resinoso, viscoso y marrón de la hoja de Aloe, donde se encuentra la resina ahumada, también llamada resina de aloe. Se suele mezclar con incienso y mirra.

S

sello ISAC

El sello del Consejo Internacional de Ciencia del Aloe (Internacional Aloe Science Council) aparece en muchos productos con Aloe vera. Este sello no tiene validez legal, pero garantiza que en el producto hay una proporción mínima determinada de aloe.

suculenta

El Aloe vera es una planta suculenta. Ello significa que, al tratarse de una planta procedente de regiones secas, contiene en sus hojas un sistema de almacenamiento de agua especial.

sustancias conservantes

Las sustancias conservantes más habituales en el jugo de Aloe vera son el benzoato sódico (E 211) o el sorbato de potasio (E 202).

T

tocoferol

El tocoferol (E 306, vitamina E) es una sustancia espesante que se utiliza en muchas bebidas y geles.

X

xantano

Para que parezca más natural, algunos productores espesan el jugo de Aloe vera. El gelificador más utilizado es el xantano (E 415).

Y

yuca

La yuca es la compañera ideal de balcón del Aloe vera. También queda muy bien con los dragos, las palmeras, los limoneros, las adelfas, los hibiscos y las azucenas rojas.

Información básica del Aloe vera

Páginas web de interés sobre el Aloe vera

www.aloe-vera.es
www.elaloevera.com
www.fleuraloe.com
www.laboratoriodelaloe.com/
www.plantasnet.com

Dónde comprar Aloe vera por Internet

www.ladespensadelaloe.com
www.laboutiquedelaloe.com
www.cosmeticanatural.com
www.natursite.com
www.dieteticaexpress.com
www.dieteticaonline.es
www.latiendadelaloe.comserpro.com

Índices

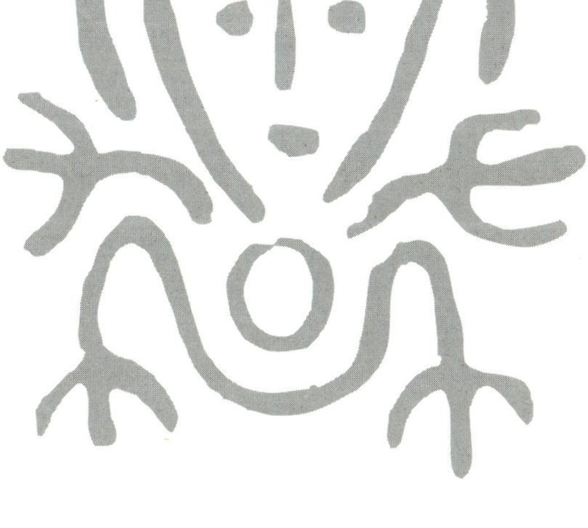

Tratamiento de afecciones

Primeros auxilios

Recetas de belleza casera

Cócteles de belleza

Recetas de cocina y cócteles

Índice general

DESCUBRIR LA PLANTA DE ALOE VERA

EL «DOCTOR ALOE». UNA TERAPIA MEDICINAL

RECETAS PARA LA BELLEZA Y EL BIENESTAR

COCINAR CON ALOE VERA

APÉNDICE

ÍNDICES

ALTERNATIVAS

Conozca cómo curar o aliviar dolores y molestias articulares con ayuda del agua

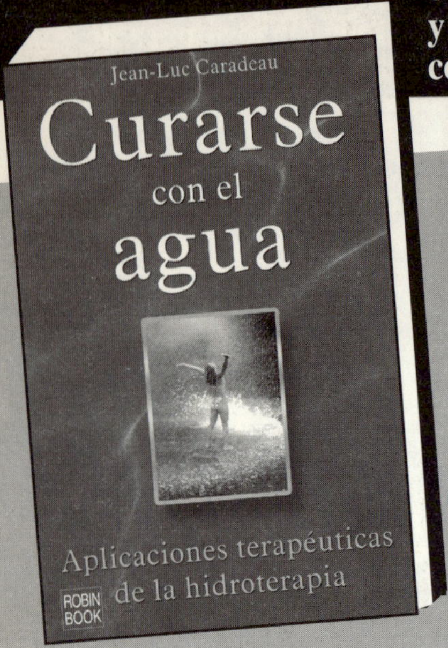

En *Curarse con el agua,* el autor nos recuerda las virtudes que tiene el agua como medio terapéutico, de alivio o curación. Expone, asimismo, los principios y las técnicas de la hidroterapia y la talasoterapia, desde los más clásicos hasta los más innovadores:

- Las curas de Kneipp: compresas, baños, duchas, fricciones, envolturas, etc.
- La hidroterapia marina con el plasma de Quinton.
- La hidroterapia «mecánica» y la balneoterapia: aguas estimulantes, neutras, frías o tibias, calientes, muy calientes y ardientes.
- Las aplicaciones del vapor.
- El baño de asiento con fricción de Kuhne.
- Las diferentes técnicas del termalismo contemporáneo (aquagym, ducha a chorro, etc.).

ISBN: 978-84-7927-914-1

¿Hace tiempo que intenta adelgazar... sin éxito? Las dietas milagrosas bajas en calorías no funcionan, no pierde peso con ellas y acaba el día sin energía. En realidad nuestro cuerpo no funciona gracias a las calorías sino gracias a la glucosa, que es lo que se transforma en la energía que nos permite sentirnos con fuerzas y activos. Esta glucosa se obtiene a partir de ciertos alimentos básicos de los cuales no podemos ni debemos prescindir. *La nueva dieta glucémica* propone un método fácil, definitivo y, sobre todo, sano para perder peso.

Un método ideal para aquellos que buscan perder peso y a la vez ganar en salud que es fruto de más de veinte años de investigación en el campo de la dietética y la nutrición, descrito paso a paso y que contiene gran cantidad de recetas rápidas y sencillas de elaborar.

ISBN: 978-84-7927-907-3

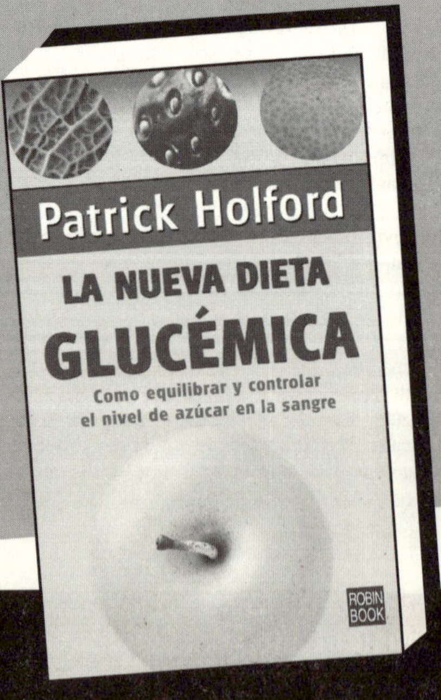

La mejor manera de perder peso de forma rápida, definitiva y sana

ALTERNATIVAS

ALTERNATIVAS

Una práctica introducción al complemento nutricional más beneficioso para la salud

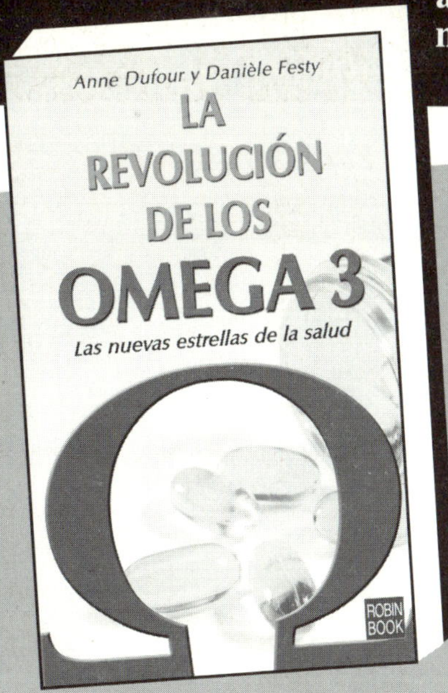

¿Cree que su alimentación no es lo suficientemente sana?
¿Por qué no se detiene un momento a reflexionar sobre la calidad de lo que come? Seguramente habrá pensado que ingiere demasiadas grasas, pero quizá no sabe que no todas son malas. A pesar de su mala fama, existe un tipo, constituido por los ácidos grasos omega 3, que son, además de saludables, imprescindibles para el mantenimiento de nuestro organismo en perfectas condiciones.
Esta guía le permitirá conocer todo cuanto usted debe saber acerca de estos importantísimos agentes nutricionales, desde su composición, hasta su administración.

ISBN: 978-84-7927-882-3

¿Nos sentimos a medio gas? ¿Por qué, nos resulta difícil concentrarnos, nos irritamos con frecuencia, nos cansamos rápidamente o contraemos leves enfermedades infecciosas durante los cambios de estación?
Imagine que pudiera estar concentrado durante horas, que sus nervios fueran fuertes como el acero, que cada vez se sintiera más dinámico y disfrutara de un mejor humor, que pudiera dormir como un lirón, que rebosara energía o que nunca más volviera a padecer un catarro...
Puede conseguir todo esto si diariamente rellena su depósito vital con los minerales necesarios.
Un libro lleno de consejos prácticos y soluciones sensatas para todas aquellas personas que desean aumentar su rendimiento físico e intelectual y gozar de una mayor calidad de vida.

ISBN: 84-7927-791-2

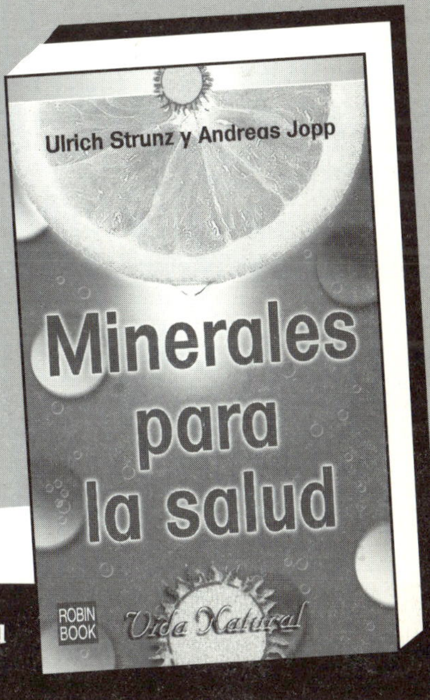

Descubra cómo puede mejorar su salud y alargar su vida mediante el aporte adecuado de minerales.

VIDA NATURAL